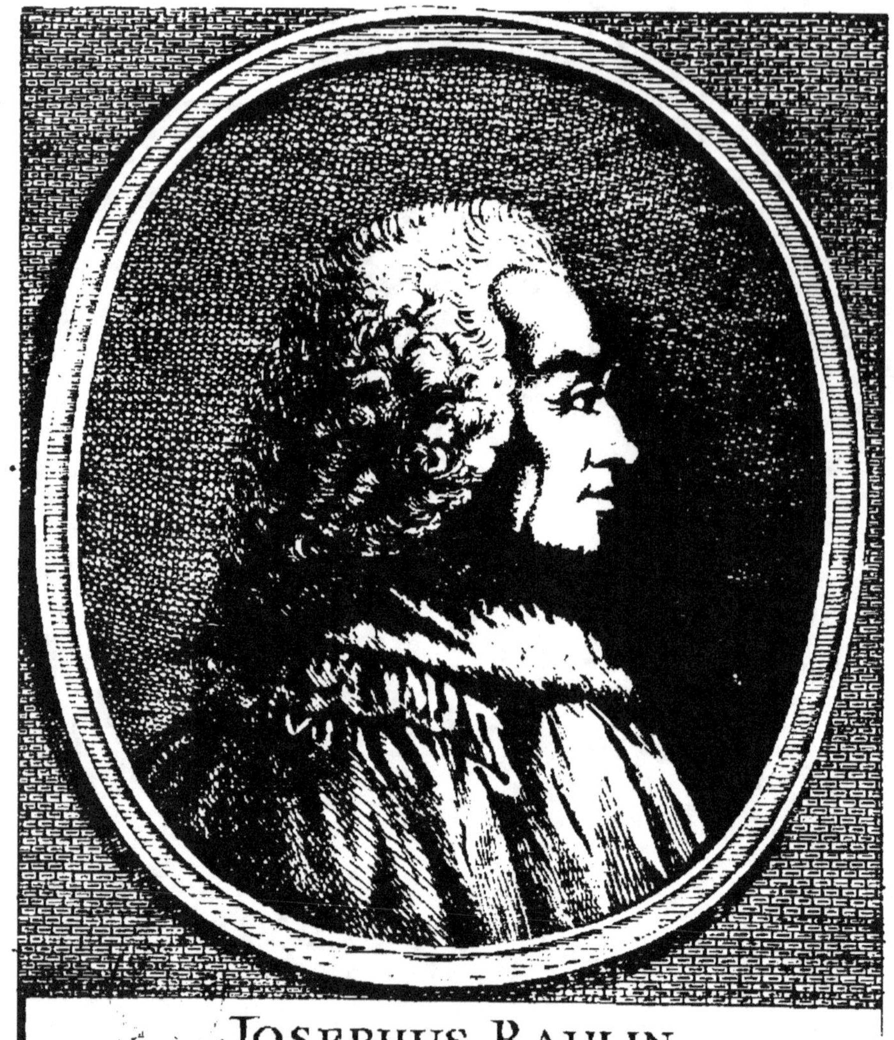

JOSEPHUS RAULIN
Medicinæ Doctor, Consiliarius et Medicus
Regis Ordinarius Censor Regius, Societatis
Londinensis Socius &c &c.
le C.te de Cely Del. et Sculp.

TRAITÉ DES MALADIES

DES

FEMMES EN COUCHE,

AVEC LA MÉTHODE DE LES GUÉRIR;

Fait par ordre du Ministere.

Par M. RAULIN, Docteur en Médecine, Conseiller - Médecin ordinaire du Roi, Censeur Royal, de la Société Royale de Londres, des Académies des Belles-Lettres, Sciences & Arts de Bordeaux, de Rouen, & de celle des Arcades de Rome.

A PARIS,

Chez VINCENT, Imprimeur-Libraire,
rue S. Severin.

- - -

M DCC LXXI.

Avec Approbation, & Privilége du Roi.

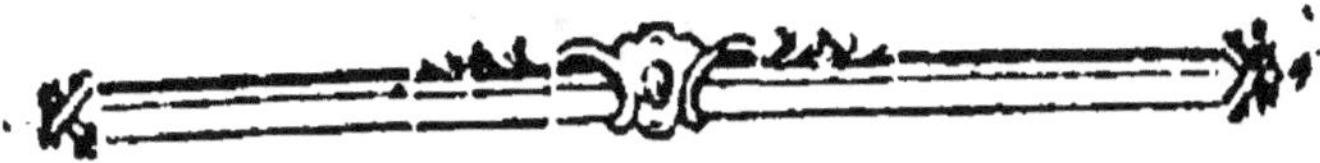

OBJET
DE CET OUVRAGE
ET
SA DISTRIBUTION.

LES dégoûts inféparables d'une groffeffe laborieufe & pleine d'écueils ; les accidens auxquels les femmes font expofées dans l'accouchement , ne mettent point un prix affez haut à la fatisfaction de multiplier l'efpece humaine ; le tems des couches eft encore pour les meres un tems de calamité. C'eft ainfi que la nature humaine marche toujours à côté du péril, dans fes opérations , même

les plus chéries & les plus pré-
cieuses.

La grossesse est presque généralement annoncée par un dérangement des fonctions ; elle
les met dans le désordre, & souvent les pervertit. Les membres,
les visceres, les entrailles , tout
alors y participe : c'est d'abord
un mal-aise : ce sont des inquiétudes ; quelque tems après des
souffrances , ensuite des douleurs. Le terme de l'accouchement approche : la joie en
éclipse les souffrances, ou les
modere ; la nature, la force,
la violence l'emportent enfin ;
l'enfant paroît dans les ombres
alarmantes du tableau qui an-

nonçoit fa naiffance. A peine
eft il né, qu'il donne des fignes de
vie : ce font des cris perçans,
qui marquent fes douleurs, &
préfagent en même tems les
infirmités qui doivent altérer
fes jours.

Dans ce moment, une mere
tendre reffent une joie pure ;
elle oublie les dégoûts de la
groffeffe, les périls de l'accouchement, & ne prévoit pas les
accidens dont elle eft encore
menacée. Le paffé, le préfent
& l'avenir fe confondent dans
fon allégreffe : l'exiftence d'un
nouvel être fait alors tout fon
bonheur. Heureufe yvreffe, fi
elle n'étoit point traverfée !
Mais les longues incommodités

de la groffeffe ; un fang altéré par des abus, animé par des paffions, irrité par des excès, confervent encore dans des entrailles fécondes un principe deftructeur. Des organes fenfibles & délicats, fatigués ou meurtris par des accouchemens laborieux, ou contre nature, mutilés par des mains téméraires, conduites par l'ignorance, s'enflamment & s'anéantiffent ; des évacuations néceffaires, dérangées ou fupprimées pendant la couche, portent dans le fang un principe de corruption ; ce fuc alimentaire, chef-d'œuvre de la nature, *le lait*, mal diftribué, cruellement refufé, chaffé de fes routes, ou répercuté, pervertit la maſſe des liquides, enflamme les ſolides, les cor- rompt & les détruit. Des écueils auſſi dangereux, auſſi multi- pliés, ne préſentent-ils pas des meres malheureuſes, toujours vacillantes, avant, pendant, & après l'accouchement, ſur les bords gliſſans du précipice qui menace leurs jours ?

Les maladies des femmes en couche, pour n'être pas aſſez connues, ne contribuent pas moins à la dépopulation des provinces, que les erreurs que l'on commet, par impéritie, dans les accouchemens laborieux, & contre nature. L'un & l'autre de ces objets importans ont juſtement alarmé la tendreſſe

du Miniftere, toujours attentif
à la confervation de l'efpece
humaine, à prévenir fes mal-
heurs, & à les écarter. C'eft par
une fuite de ces vues néceffaires, qu'après avoir publié des
Inftructions fur les Accouchemens, j'ai été chargé d'en donner de pareilles, & dans le
même ordre, fur les Maladies
des Femmes en couche; maladies qui, pour n'être pas affez développées, ne pouvoient pas
être confiées à des gens médiocres dans l'art de guérir.

Je me fuis principalement
attaché à préfenter ces Inftructions avec toute la clarté & la
précifion poffibles, & dans le
ftyle le plus fimple. J'ai cher-

ché à développer les principes de ces maladies avec méthode, & à indiquer des moyens différens de les guérir , selon les différentes causes d'où elles proviennent, lorsque ces causes en varient le caractere.

On ne doit pas cependant s'attendre que l'on puisse toujours employer avec sûreté les secours que je propose dans les Maladies des Femmes en couche, si l'on n'a pas acquis des connoissances dans l'art de guérir. Il seroit essentiel, pour remédier méthodiquement à ces maladies , principalement lorsqu'elles intéressent, en général, la masse des liquides & le système des solides , d'en

connoître la nature, de diſtinguer leurs cauſes & d'en faire
la différence. Il ſeroit également utile d'être inſtruit de la
vertu des remèdes qui leur
ſont propres, de ſçavoir les
placer à propos, & les proportionner aux différens tempéramens des malades. Ce qui
n'appartient qu'aux Maîtres de
l'art.

Cet Ouvrage eſt diviſé en
quatre Sections; chaque Section
en pluſieurs Chapitres, & ceux-
ci, en différens Articles. Les Sections contiennent des généralités qui ſont particulariſées dans
les Chapitres. Ceux-ci ſont ſous-
diviſés par Articles qui indiquent
les différences des maladies,

leurs ſymptomes, leurs cauſes, & les différens moyens d'y remédier.

Dans la premiere Section, on trouvera le régime de vie le plus convenable aux femmes en couche ; les ménagemens qu'elles ſe doivent à elles-mêmes ; les attentions qui leur ſont néceſſaires, & les maladies, en général, qui dépendent de la couche.

La ſeconde Section eſt remplie par les accidens qui proviennent des accouchemens laborieux, & de ceux qui ſont occaſionnés par la pernicieuſe manœuvre des ſages - femmes ignorantes. On met au nombre

de ces accidens, les contufions,
les déchirures, le relâchement,
& le renverfement de la matrice
& des parties qui en dépendent.
Les hernies, les hémorrhoïdes,
l'incontinence d'urine, les pertes de fang, l'inflammation de
la matrice, celle du vagin,
&c.

La troifieme Section com-
prend les maladies qui prennent
leur fource dans le défordre des
évacuations de la couche. Ces
maladies font la mauvaife qualité des lochies, leur diminution, leur fuppreffion; les tranchées, les coliques, les convulfions; le vomiffement, le cours-
de-ventre, la jauniffe, la tym-

panite, la toux, l'efquinancie, la pleuréfie, la péripneumonie; les fiévres utérines humorales, & utérines nerveufes, les éruptions pourprées, les œdèmes.

La quatrieme Section roule fur les accidens que produit le lait retenu dans fes vaiffeaux, dévoyé dans les vaiffeaux de tous les genres, ou répercuté. Ces accidens font des fiévres laiteufes, putrides, malignes, pourprées; des furoncles qui en font fouvent la fuite, des douleurs rhumatifmales, des bouffiffures de la peau & du tiffu cellulaire; des diarrhées, des dépôts laiteux à l'extérieur du corps, principalement aux mammelles & aux aînes; des dépôts de la même nature à la tête, à la poitrine, au bas-ventre, & dans les différens visceres de ces capacités.

APPROBATION.

J'Ai lu, par ordre de Mgr le Chance-
celier, un Manuscrit intitulé : *Traité
des Maladies des Femmes en Couche,
par M. RAULIN*, &c.

Une distribution neuve, & très-mé-
thodique, des Maladies particulieres au
Femmes en Couche ; une théorie naturelle & succinte, une pratique simple, sagement variée & certaine, font
l'ensemble & le mérite de l'ouvrage.
L'impression en sera aussi agréable que
profitable au Public. A Paris, ce 13 No-
vembre 1770.

Signé MISSA.

PRIVILEGE DU ROI.

LOUIS, PAR LA GRACE DE DIEU,
ROI DE FRANCE ET DE NAVARRE :
A nos amés & féaux Conseillers, les Gens
tenans nos Cours de Parlement, Maîtres
des Requêtes ordinaires de notre Hôtel,
Grand-Conseil, Prévôt de Paris, Baillifs,
Sénéchaux, leurs Lieutenans civils, & autres
nos Justiciers qu'il appartiendra : SALUT.

Notre amé le fieur RAULIN, Docteur en Médecine, & notre Médecin ordinaire, fervant par quartier, Nous a fait expofer qu'il defireroit faire imprimer & donner au Public un Ouvrage qui a pour titre, *Traité des Maladies des Femmes en Couche*, s'il Nous plaifoit lui accorder nos Lettres de Privilége pour ce néceffaires. A CES CAUSES, voulant favorablement traiter l'Expofant, Nous lui avons permis & permettons par ces Préfentes, de faire imprimer ledit Ouvrage, autant de fois que bon lui femblera, de le vendre, faire vendre & débiter partout notre Royaume, pendant le tems de fix années confécutives, à compter du jour de la date des Préfentes. Faifons défenfes à tous Imprimeurs, Libraires, & autres perfonnes, de quelque qualité & condition qu'elles foient, d'en introduire d'impreffion étrangere dans aucun lieu de notre obéiffance, comme auffi d'imprimer, ou faire imprimer, vendre, faire vendre, débiter, ni contrefaire ledit Ouvrage, ni d'en faire aucun Extrait, fous quelque prétexte que ce puiffe être, fans la permiffion expreffe, & par écrit, dudit Expofant, ou de ceux qui auront droit de lui, à peine de confifcation des Exemplaires contrefaits, de trois mille livres d'amende contre chacun des contrevenans, dont un tiers à Nous, un tiers à l'Hôtel-Dieu de Paris, & l'autre tiers audit Expofant, ou à celui qui aura droit de lui, & de tous dépens, dommages & intérêts : à la charge que ces Préfentes feront enregiftrées tout au long fur le Regiftre de la Commu-

nauté des Imprimeurs & Libraires de Paris,
dans trois mois de la date d'icelles ; que l'impreſſion dudit Ouvrage ſera faite dans notre
Royaume , & non ailleurs, en beau papier
& beaux caracteres, conformément aux Réglemens de la Librairie , & notamment à
celui du dix Avril mil ſept cent vingt-cinq,
à peine de déchéance du préſent Privilége ;
qu'avant de l'expoſer en vente, le Manuſ-
crit, qui aura ſervi de copie à l'impreſſion
dudit Ouvrage, ſera remis dans le même
état où l'Approbation y aura été donnée,
ès mains de notre très-cher & féal Chevalier,
Chancelier, Garde des Sceaux de France,
le ſieur DE MAUPEOU ; qu'il en ſera enſuite
remis deux Exemplaires dans notre Biblio-
theque publique, un dans celle de notre Châ-
teau du Louvre, & un dans celle dudit ſieur
DE MAUPEOU ; le tout à peine de nullité
des Préſentes. Du contenu deſquelles vous
mandons & enjoignons de faire jouir ledit
Expoſant, & ſes ayans-cauſes, pleinement
& paiſiblement, ſans ſouffrir qu'il leur ſoit
fait aucun trouble ou empêchement. Vou-
lons que la Copie des Préſentes , qui ſera
imprimée tout au long, au commencement
ou à la fin dudit Ouvrage, ſoit tenue pour
dûement ſignifiée, & qu'aux Copies col-
lationnées par l'un de nos amés & féaux
Conſeillers Secrétaires, foi ſoit ajoûtée
comme à l'Original. Commandons au premier notre Huiſſier ou Sergent ſur ce requis,
de faire, pour l'exécution d'icelles, tous
actes requis & néceſſaires, ſans demander
autre permiſſion, & nonobſtant clameur de

xx

Haro, Charte Normande, & Lettres à ce contraires. Car tel eſt notre plaiſir. Donné à Paris, le dix-neuvieme jour du mois de Décembre, l'an de grace mil ſept cent ſoixante-dix, & de notre Règne le cinquante-ſixieme. Par le Roi en ſon Conſeil.

Signé LEBEGUE.

Regiſtré ſur le Regiſtre XVIII de la Chambre Royale & Syndicale des Libraires & Imprimeurs de Paris, N° 1389, conformément au Réglement de 1723, qui fait défenſes, art. 41, à toutes perſonnes de quelque qualité & condition qu'elles ſoient, autres que les Libraires & Imprimeurs, de vendre, débiter, faire afficher aucuns Livres pour les vendre en leurs noms, ſoit qu'ils s'en diſent les Auteurs ou autrement, & à la charge de fournir à la ſuſdite Chambre neuf Exemplaires preſcrits par l'article 108 du même Réglement. A Paris, ce 29 Décembre 1770.

Signé HERISSANT, *Syndic.*

J'ai cédé le Privilége de mon Ouvrage du *Traité des Maladies des Femmes en Couche,* à M. Vincent, ſelon les conditions faites entre nous, le 19 Décembre 1770.

Signé RAULIN.

Regiſtré la préſente Ceſſion ſur le Regiſtre XVIII de la Chambre Royale & Syndicale des Libraires & Imprimeurs de Paris, N° 282, conformément aux anciens Réglemens confirmés par celui du 28 Février 1723. A Paris, ce 9 Janvier 1771.

Signé HERISSANT, *Syndic.*

TRAITÉ

TRAITÉ
DES MALADIES
DES
FEMMES EN COUCHE;
Avec la Méthode de les guérir.

* * *

SECTION PREMIERE.

Régime des Femmes en Cou-
che ; leurs Maladies en
général.

CHAPITRE PREMIER.

*Attentions nécessaires immédia-
tement après l'Accouchement.*

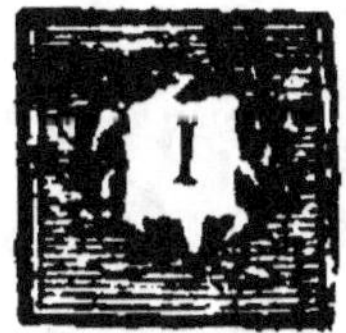L est un usage trop généra-
lement reçu , qui consiste à
couvrir la vulve d'un linge
simple , ou plié en plusieurs
doubles , dès qu'une femme est ac-

A

couchée, pour empêcher l'air exté-rieur de pénétrer dans la matrice. Cette précaution est inutile pour remplir l'objet qu'on se propose : d'ailleurs elle peut être nuisible. Elle est inutile, parce que les couvertures du lit suffisent pour garantir la matrice des trop fortes impressions de l'atmos-phere : elle est dangereuse en ce qu'un linge ou des compresses appli-qués, d'abord après l'accouchement, sur la vulve d'une femme délicate, ou vaporeuse, lui donnent des inquiétu-des, lui causent des mouvemens spas-modiques, quelquefois des convul-sions, sans que la séduction du pré-jugé permette qu'on en reconnoisse la cause.

Lorsqu'une femme est accouchée dans son lit, on ne leve sa couche & ses alaises que quelques heures après l'accouchement, crainte qu'elle ne tombe en foiblesse. Pour la même raison, on ne la transporte dans son lit, lorsqu'elle a accouché sur un au-tre, que quelques heures après avoir été délivrée. Elle doit se tenir cou-chée sur le dos, la tête & le corps élevés plus que les fesses, afin que

les vuidanges puiſſent couler aiſé-
ment.

On laiſſe dormir la femme qui vient
d'accoucher : elle a beſoin de repos
pour ſe remettre du travail de l'accouchement. On doit avoir une attention
ſcrupuleuſe de la garantir des impreſſions de l'atmoſphère, ſur-tout lorſqu'elle eſt froide ou agitée ; des
odeurs fortes, qui lui cauſent ſouvent
des mouvemens ſpaſmodiques, des
convulſions, des foibleſſes & des
ſyncopes dangereuſes. Il eſt eſſentiel de lui épargner des ſurpriſes : il
ne faut pas ſur-tout lui donner des
nouvelles qui puiſſent l'alarmer ni
lui faire un plaiſir trop vif ; les excès
de crainte & de joie diminueroient
ſes vuidanges, ou les ſupprimeroient :
ce dérangement lui feroit pernicieux.

Une femme en couche-doit parler
peu, & ne voir que le moins de
monde poſſible : elle a beſoin, dans
ſa ſituation, du repos du corps, & de
la tranquillité de l'eſprit.

C'eſt une dangereuſe habitude que
de ſerrer le ventre des femmes en
couche, avec des ſerviettes ou des
bandes faites exprès ; une telle com-

preffion eft propre à diminuer l'écoulement des lochies, plutôt qu'à le favorifer ; à faire des contufions à la matrice, à y caufer des inflammations, & à relâcher fes ligamens, plutôt qu'à les raffermir. Ces bandages doivent être fimplement contentifs, fur-tout pendant tout le tems de l'écoulement des vuidanges.

Il eft néceffaire de tenir la vulve propre, pendant la couche : on doit la laver, au moins deux fois par jour, avec une décoction tiède d'orge, de graine de lin, de racines de guimauve, de feuilles de bouillon-blanc, ou avec le lait. Il feroit dangereux de rendre ces lotions aftringentes : elles cauferoient des maux infinis, ou des accidens funeftes.

Si la vulve ou l'orifice du vagin paroiffent s'enflammer après l'accouchement, on y applique des cataplafmes de mie de pain & de lait, qu'on renouvelle toutes les quatre heures : ils s'aigriroient par un plus long féjour, & favoriferoient l'inflammation. On doit faire attention, lorfqu'on applique ces cataplafmes, qu'ils ne faffent pas obftacle à l'écoulement des lochies,

& qu'ils n'occafionnent point d'inquiétude aux malades , ni des mouvemens fpafmodiques : dans ces cas , on
les abandonneroit ; on feroit , à leur
place , des fomentations émollientes.

Lorfque le ventre eft douloureux ,
on fait, deux ou trois fois par jour, des
embrocations avec l'huile rofat , ou
bien avec celles de lys , d'amandes
douces , de lin , &c.

Pour ce qui concerne les feins, on
ne doit avoir d'autre attention que
celle de les tenir couverts : toutes les
précautions , tous les remedes qu'un
ufage aveugle & téméraire a établis
pour en détourner le lait ne fçau-
roient être que dangereux.

CHAPITRE II.

Régime de vie des Femmes en couche.

L'ACCOUCHEMENT le plus naturel eſt ſouvent une ſource féconde de maladies. Que ne doit-on pas craindre des avortemens, des accouchemens laborieux, & de ceux qui ſont contre nature ? Lorſque les femmes en couche n'ont pas l'attention de prévenir, par un régime de vie convenable à leur état, les accidens dont elles ſont menacées, leur vie eſt toujours en danger.

Les quatre premiers jours de la couche, & juſqu'après la fiévre de lait, les malades ne doivent prendre, pour leur nourriture, que des bouillons de veau & de volaille ; de la gelée de viande, des œufs frais, mais point d'alimens ſolides.

Après la fiévre de lait, elles peuvent ſe permettre des potages à dîner, & de la viande blanche, bouillie ou

rôtie, pourvu qu'elles en ufent très-
fobrement. Pour peu qu'elles foient
incommodées, elles s'abftiendront de
viande ; ne prendront que des bouillons, des potages, de la gelée à la
viande, de la crême de riz, ou des
œufs frais, felon leur état. Elles aug-
menteront peu-à-peu leur nourriture,
à mefure qu'elles avanceront dans
leur couche, en obfervant de prendre un tiers moins d'alimens qu'elles
n'en prenoient, lorfqu'avant leur groffeffe elles jouiffoient d'une bonne
fanté. Elles doivent s'interdire, jufqu'à leur entier rétabliffement, tous
les alimens lourds, pefans, & les incendiaires, tels que les ragoûts, les
pâtifferies, le fromage, les liqueurs
fpiritueufes, &c.

La boiffon ordinaire fera une tifane
de chiendent & de régliffe, de riz,
d'orge, ou bien l'eau miellée, ou adoucie avec le fyrop de capillaire : ces
tifanes doivent toujours être dégour-
dies. Les femmes accoutumées à l'u-
fage du vin peuvent s'en permettre
du blanc aux repas, avec beaucoup
d'eau.

On peut excepter de l'exactitude

de ce régime les femmes robuftes,
accoutumées à l'exercice & au travail.
Cependant, fi elles veulent ufer de leurs
alimens ordinaires, pendant leur couche, elles doivent au moins en diminuer la quantité.

Depuis les premiers jours de la
couche jufqu'à la fin , il eft d'une
néceffité abfolue de tenir le ventre
libre par le moyen des lavemens,
pour favorifer l'évacuation des lochies,
& la foutenir.

Rien n'empêche de fe purger d'a-
bord après le tems de la fièvre de
lait , dès qu'il fe préfente quelqu'in-
dication qui exige ce fecours. C'eft
par la purgation que, pendant la couche, on prévient des maladies graves. Il eft fouvent de la prudence
d'en faire ufage par précaution ; & il
eft dangereux de la retarder , lorfqu'elle eft indiquée & néceffaire : elle
l'eft toujours vers le dix-huitieme jour
de la couche.

L'ufage de ne purger que fix femai-
nes après l'accouchement eft abufif,
& toujours mal entendu : on donne le
tems, par ce retardement , à des principes de maladies , formés par une

chylification viciée, à la fuite de mauvaifes digeftions, de fe développer, & de préparer de loin des maladies aiguës, ou des langueurs.

CHAPITRE III.

Maladies en général des Femmes en couche.

LEs femmes en couche font expofées à des accidens qui les font périr quelquefois fubitement, ou qui les mutilent & les rendent ftériles & languiffantes. Ces accidens font fréquens après des accouchemens laborieux : fouvent ils ont lieu à la fuite de ceux dans lefquels tout s'eft paffé dans l'ordre le plus conforme au vœu de la nature.

Caufes générales de ces Maladies.

Les caufes de ces maladies font ordinairement la manœuvre téméraire des fages-femmes dans l'accouchement, la diéte mal entendue des accouchées, la façon déplacée, dont elles se conduisent pendant le tems des couches ; leur constitution foible, ou valétudinaire ; les passions déréglées de l'ame ; les vuidanges ou lochies, dépravées, trop abondantes, ou supprimées ; le lait retenu dans ses vaisseaux, ou sorti de ses voies.

Effets de la mauvaise Manœuvre des Sages-Femmes.

Les sages femmes, en faisant des efforts mal-à-propos pour dilater la matrice, dans la fausse persuasion de favoriser l'accouchement, y font des déchirures ; l'irritent ; causent des contusions, des inflammations, des suppressions dangereuses des lochies, & des gangrenes mortelles. Il n'est rien de plus dangereux que les pertes de sang, & les autres accidens qui sont occasionnés par une violente & précipitée extraction du *placenta*.

De telles imprudences sont souvent suivies de dépôts, de chutes, de renversemens de la matrice & du vagin, de déchirures du périné, de luxations du coccyx, &c.

Mauvais Effets de la Diéte, du Régime de vie mal entendu, & des Paſſions de l'ame.

Une diéte mal obſervée, une façon de vivre peu conforme ou contraire au tempérament des femmes en couche, dérangent l'ordre des digeſtions, forment un chyle mal conditionné, ſurchargent la maſſe du ſang de ſucs étrangers, troublent la régularité des ſécrétions, pervertiſſent la maſſe des liquides.

Les paſſions de l'ame, quelquefois les moins vives, font ſur les femmes en couche les impreſſions les plus dangereuſes. La triſteſſe, la joie, une ſurpriſe, quoiqu'agréable, une crainte ſoudaine, des chagrins de durée, une nouvelle annoncée indiſcrettement, un froid pris tout-à-coup, ſuſpendent, arrêtent une tranſpiration néceſſaire, troublent l'ordre des ſécrétions, produiſent des ſuppreſſions de vuidanges, fixent le lait dans ſes vaiſſeaux, ou le dévoyent de ſes routes.

Tous ces derangemens ſont propres à produire des fiévres putrides, des malignes & pourprées; des pertes de fang énormes ; des lochies qui épuifent par leur abondance, ou qui déchirent les entrailles par leur mauvaife qualité ; des pertes blanches, qui appauvriffent la maffe des liquides ; des fuppreffions d'évacuations néceffaires, qui enflamment les vifceres & les obftruent ; des cours-de-ventre dyffentériques, des dépôts, des abcès, des convulfions, des apoplexies, des paralyfies, des démences, & fouvent la mort.

Dérangement des Lochies , leur abondance exceffive , leur diminution , leur fuppreffion ; Accidens qui en arrivent.

La mauvaife qualité des lochies, leur prompte diminution, leur fuppreffion, leur trop grande abondance, font toujours dangereufes, & fouvent funeftes. Ces accidens font accompagnés d'inquiétudes générales , d'érétifmes de l'*abdomen*, de douleurs & de pefanteurs à la tête , aux reins, aux lombes & à l'hypogaftre. Il s'enfuit des oppreffions, des palpitations de cœur, des fpafmes, des convulfions, des apoplexies, des tranchées,

des vomiſſemens, des inflammations
à la matrice, des gonflemens douloureux aux mammelles, des fiévres aiguës, ſouvent éruptives, & de mauvaiſe nature.

Les lochies trop abondantes cauſent des foibleſſes, des défaillances,
des mouvemens ſpaſmodiques, des
convulſions, des ſyncopes, des pâles
couleurs, des œdématies aux extrémités inférieures, des bouffiſſures dans
tout le corps, des phthiſies, des hydropiſies, &c.

Si les malades échappent à ceux de
ces accidens dont elles ſont affligées,
les vaiſſeaux de la matrice deviennent
variqueux ; ou bien il ſe forme dans
ce viſcere des tumeurs, des abcès,
des concrétions polypeuſes, des mo-
les. Ce ſont autant de principes de
ſuintemens de ſang par l'*uterus*, &
de ſtérilité ; ce ſont autant de dérangemens dans l'ordre périodique des
régles, de leur quantité, de leur qualité, &c.

Effets du Lait retenu dans ſes vaiſſeaux,
ou ſorti de ſes voies.

Le lait retenu dans ſes vaiſſeaux,

ou forti de fes voies, eft toujours
étranger à la nature, & contraire à
fes fonctions. Le lait, ainfi arrêté ou
répandu, fort de fon concours, fe corrompt, met le défordre dans la maffe
des liquides, & trouble l'ordre du
fyftême des folides. Il réfulte de ce
défordre des fiévres continuës putrides, des éruptions miliaires malignes; des inflammations, des abcès,
des dépôts qui s'élevent fur différentes parties du corps; des apoplexies, des tranchées utérines, des fpafmes, des convulfions, des démences, &c.

SECTION SECONDE.

Maladies ou Accidens qui dépendent de l'Accouchement.

CHAPITRE PREMIER.

Contusions de la Matrice & des Parties qui dépendent de ce viscere.

Contusions de la Matrice.

LES accouchemens difficiles & laborieux causent des distensions violentes à l'orifice de la matrice, au vagin, à la vulve. Les sages-femmes, toujours trop hardies, à l'abri de leur propre ignorance, pour y porter des mains meurtrieres, s'efforcent de les dilater de plus en plus, presque toujours à contre-tems, & mal-à-propos, sans respecter la délicatesse de ces parties (*a*). Bien loin de faciliter l'accouchement par cette manœuvre mal entendue, les sages-femmes y font obstacle, le rendent difficile, & souvent impraticable : elles causent dans ces parties des contusions qui ne sont jamais sans danger. Pour peu qu'elles soient considérables, elles s'enflamment aisément, & dégénerent en des gangrenes mortelles.

Les femmes valétudinaires, qui ont la fibre lâche, le sang aqueux ; qui sont affectées d'écoulemens habituels, ou de vices scorbutiques, scrophuleux, vénériens, sont plus exposées à ces accidens, que celles qui sont naturellement saines & robustes.

Signes qui indiquent les Contusions de la Matrice, du Vagin & de la Vulve.

Ce sont des gonflemens douloureux & cuisans de ces parties, des sensations semblables à des égratignures, ou à de legeres brûlures, & des pico-

<hr>

(*a*) Voyez *Instruct. sur les Accouchemens*,

temens avec chaleur, tenſion, batte-
ment, &c.

Cure de ces Contuſions.

La malade doit obſerver une diéte
exacte, & ne ſe permettre, ſi elle ne
nourrit pas ſon enfant, que des bouillons au veau & à la volaille. Si elle le
nourrit, & n'a point de fiévre, on rendra ces bouillons plus forts, en y ajoûtant, de tems en tems, quelques cuillerées de crême de riz, ou quelques
ſoupes legeres. Elle aura ſoin de garder ſon lit, & ſur-tout de ne point
marcher.

La boiſſon ordinaire ſera une infuſion de laituë, d'endive, de buglofe
ou de bourrache, dans une legere
décoction de gruau, de riz, d'avoine,
&c. Si la contuſion eſt à la vulve, on
y fera des fomentations, avec une
décoction de racines de guimauve;
& l'on y appliquera des cataplaſmes
avec la mie de pain & le lait. On fera
toujours attention à ce que les cataplaſmes ne s'oppoſent pas à l'écoulement des vuidanges, & ne cauſent
pas des vapeurs. Si l'inflammation eſt
au vagin ou à l'orifice de la matrice,

on y fera, trois fois par jour, des injections par le moyen d'une feringue à
bec courbe, de la même décoction,
ou de lait coupé aux deux tiers, avec
la décoction de racines de guimauve,
ou bien avec une infufion de fleurs
de mauve, de bouillon-blanc, de vio-
lette. On tiendra le ventre libre avec
des lavemens compofés d'une décoction de feuilles de mauve, de guimauve, de bourrache, de graine de
lin : ils feront auffi fur le vagin & fur
la matrice l'effet des fomentations
émollientes.

Si, malgré ces fecours, les contufions s'enflamment, ce que l'on reconnoît par l'augmentation de leurs
fymptomes, & la fiévre, on aura recours à la faignée du bras, que l'on
réitérera, felon la force de l'inflammation. Si la gangrene fuccede à l'inflammation, on mettra en ufage les
remèdes propres à cette maladie.

CHAPITRE II.

Déchirure du Périné.

LORSQUE l'orifice de la matrice ne peut pas affez fe dilater pour donner paffage à la tête de l'enfant, il fe déchire ; & quelquefois la déchirure fe prolonge dans toute l'étendue du périné : il fe fait alors une communication du vagin avec l'anus ; ce qui forme une plaie énorme, qui ordinairement ne fe réunit pas fans le fecours de l'art. Cette déchirure laiffe après elle des incommodités très-humiliantes. Il eft de la derniere néceffité de ne pas perdre un moment pour en faire la réunion.

Cure de la Déchirure du Périné.

On fait coucher la malade fur le dos : on nettoie exactement la plaie avec du vin rouge un peu chaud ; & l'on obferve fi la déchirure n'intéreffe qu'une partie du périné, ou fi elle s'é-

tend jufqu'à l'anus. Dans le premier
cas, il fuffit, après avoir nettoyé la
plaie, d'exiger de la malade de tenir
fes cuiffes rapprochées. Dans le
fecond, elle doit également tenir
fes cuiffes rapprochées. Outre cette
précaution, on place dans la partie
interne de chaque feffe, contre le périné, des compreffes quarrées, de quatre doigts de large, & fort épaiffes :
on les affujettit avec une bande de
quatre doigts de large, & de deux au-
nes de long; & on l'arrête, fur les côtés, à un bandage du corps, ou à une
ceinture. Il faut avoir attention que
les compreffes & le bandage ne couvrent pas l'orifice externe du vagin,
ni l'anus, qui doivent toujours être
libres & ouverts pour l'écoulement
des lochies, & pour la liberté d'aller à
la garde-robe.

Cet appareil ne doit point être levé,
jufqu'à ce que la plaie foit réunie. S'il
fe forme fur fes lévres quelque caillot
de fang ou de glaires, on la nettoie
legérement avec de la charpie, fans
déranger le bandage. Ce panfement,
tout fimple qu'il eft, réuffit mieux que

ne feroit un appareil inutile de cataplafmes & de baumes qui rendroient
la plaie de mauvaife nature, & en re-
tarderoient la guérifon.

CHAPITRE III.

Renverfement du Coccyx.

LA déchirure du ligament, qui unit le coccyx avec l'os *facrum*, ou plutôt fa féparation de l'un ou de l'autre de ces os, donne lieu au renverfement du coccyx.

Signes & Symptomes du Renverfement du Coccyx.

Cet accident eft annoncé par une douleur très-vive dans cette partie, par une difficulté que les malades éprouvent à être couchées fur le dos, quelquefois par des efforts auffi confidérables que ceux de l'accouchement. Ces accidens font occafionnés par la faillie que fait en arriere, ou extérieurement, la pointe du coccyx, & par la tumeur que forme fa bafe, dans l'endroit de fa jonction avec l'os *fa-*

crum ; tumeur que l'on reconnoît aifément par l'introduction du doigt *index* dans l'anus.

Cure du Renverfement du Coccyx.

On tente d'abord la réduction du
coccyx, en introduifant deux doigts
dans le fondement, jufques fur fa bafe,
& l'on applique l'autre main fur fa face
externe. L'os étant ainfi faifi, on le
pouffe en bas ; &, en même tems,
on porte fa bafe en dehors, avec les
doigts qu'on a introduits dans l'anus,
& fa pointe vers le vagin avec la main
qui eft appliquée fur fa face exté-
rieure. La réduction étant faite par ce
moyen, on la contient avec des compreffes. La malade doit avoir l'attention de ne point aller à la garde-robe,
que par le fecours des lavemens, jufqu'à fa parfaite guérifon.

Lorfque la réduction du coccyx eft
retardée, la partie s'enflamme. Il feroit trop difficile alors, & trop douloureux d'entreprendre cette opération : il faut auparavant diminuer l'inflammation, par des faignées & des
cataplafmes émolliens, jufqu'à ce que
la réduction foit praticable.

CHAPITRE IV.

Relâchement, Renversement de la Matrice, du Vagin, de l'Anus.

LE relâchement du vagin, assez fréquent chez les femmes en couche, se manifeste par une tumeur, ou gros bourrelet qui s'est formé sous l'arcade du pubis. On le distingue par la mollesse de la tumeur, & par son canal qu'il est très-aisé de reconnoître par l'introduction du doigt *index*. Si ce relâchement est considérable, les membranes, qui le forment, s'engagent insensiblement ; & la réduction de cet organe devient difficile. Dans ce cas, si l'on s'apperçoit de quelque symptome d'inflammation, il faut avoir recours à des saignées réitérées, à des fomentations avec le lait, ou la décoction de racines de guimauve, de feuilles de bouillon-blanc.

Moyens de rétablir dans sa place le Vagin relâché.

Lorsque l'inflammation n'a pas lieu,

ou lorsqu'elle est dissipée, on repousse le bourrelet avec ménagement, le plus haut possible, au-dessus de l'os pubis. Il arrive souvent que le vagin, étant ainsi remis à sa place, ne paroît plus au dehors : cependant, s'il ne se soutient pas de lui-même, on rapproche les extrémités antérieures des grandes lévres : on les contient avec une compresse de linge fin, en plusieurs doubles, qu'on assujettit & soutient par un bandage fait de façon que l'orifice du vagin ne soit point fermé. On bassine, tous les jours, ces parties avec du gros vin adouci avec un peu d'eau. On peut y faire infuser des roses rouges, si le relâchement se soutient quelques jours après l'accouchement. S'il persiste, malgré ces secours, lorsque les lochies ont cessé naturellement, on peut faire des injections dans le vagin, avec ce même vin astringent.

Relâchement & Renversement de la Matrice.

La matrice, lorsque ses ligamens sont relâchés, descend dans le vagin, dans la vulve, & même au dehors, jusques

vers

vers le milieu des cuiſſes, où elle forme une tumeur conſidérable.

On diſtingue la matrice relâchée de tout autre corps, par l'ouverture de ſon orifice que l'on touche, en introduiſant un doigt dans le vagin , juſqu'à l'endroit où elle eſt deſcendue. Si elle eſt au dehors, on diſtingue ſenſiblement ſon orifice qui eſt toujours imbu de quelqu'humeur ; ce qui ne laiſſe pas d'équivoque ſur la chute de ce viſcere.

Symptomes du Relâchement de la Matrice.

Le relâchement de la matrice cauſe une peſanteur dans le bas-ventre, une difficulté d'uriner, des douleurs aux reins, aux lombes, &c.

Cauſe de ces Accidens.

Ces accidens ſurviennent dans les accouchemens laborieux, ou à leur ſuite, à l'occaſion de grandes toux, d'éternumens violens, de chutes conſidérables, de rudes ſecouſſes, d'extenſions forcées des membres, de garde-robes laborieuſes, de lochies abondantes, de cours-de-ventre obſtinés,

& de la manœuvre téméraire des sages-femmes ignorantes.

Danger des Descentes de la Matrice.

Les descentes de la matrice dans le vagin sont très-incommodes, sans être dangereuses. Si ce viscere sort au dehors, sa chute est inquiétante & insupportable : il s'enflamme quelquefois, & se gangrene.

Moyens de rétablir la Matrice relâchée.

Lorsque la matrice n'est descendue que dans le vagin, on la remet à sa place, en faisant coucher la malade sur le dos, les fesses plus élevées que la tête : la matrice alors se rétablit ordinairement d'elle-même dans sa situation naturelle. Si elle est sortie hors de la vulve, on fait coucher la malade, après avoir rendu son urine, dans la même situation que je viens d'observer. On fomente, avec du vin & de l'eau tiède, toute la partie qui est saillante. On garnit ensuite ses mains d'un linge fin & usé, & l'on essaie de la faire rentrer par de douces & légeres compreſſions ſucceſſives, que l'on fait de côté & d'autre.

Il arrive quelquefois que la matrice eſt tellement gonflée, qu'il n'eſt pas poſſible de la rétablir à ſa place, par ce ſeul moyen. Dans ce cas fâcheux, on tient la femme au lit dans la même ſituation : on la met à une tiſane de chiendent, ou de laitue, & au bouillon pour toute nourriture. Si ce viſcere paroît s'enflammer, on fait des ſaignées du bras, & on les réitere, ſelon les indications qui ſe préſentent. On fait des fomentations émollientes, & enfin de nouvelles tentatives, dès que l'inflammation a ceſſé, pour rétablir la matrice dans ſa ſituation naturelle.

Moyens de retenir à ſa place la Matrice relâchée.

La matrice étant rétablie dans ſa place, la malade doit reſter couchée ſur le dos, de façon que les feſſes ſoient auſſi élevées que la tête, les cuiſſes l'une contre l'autre, & les genoux relevés, juſqu'à ce que ce viſcere ſoit raffermi dans ſa ſituation naturelle. On continue les injections dans le vagin, deux ou trois fois par jour, avec du vin rouge, modérément chaud. Si, malgré ces précautions, la matrice reſte relâchée, on introduit, pour la ſoutenir, un peſſaire dans le vagin. Le peſſaire le plus commode, dont on puiſſe ſe ſervir, eſt une pomme reinette, d’une groſſeur convenable. On y fait un trou au milieu pour donner une iſſue libre aux écoutemens qui ſe font par cette voie; il faut garnir la pomme d’un ruban qui s’étende juſqu’à la vulve, pour la retirer, la nettoyer & la changer à volonté.

Renverſement de la Matrice.

Lorſque la matrice ſe renverſe, elle ſe retourne de façon que ſes parois & ſes membranes internes prennent la place de celles de ſa ſuperficie : ſon fond ſe replie dans ſa cavité, porte ſur l’orifice, & s’introduit dans le vagin ou dans la vulve, l’excede & forme une tumeur au-dehors. Le fond de ce viſcere paroît alors ſenſiblement, ſans aucun veſtige d’orifice : il reſſemble à une maſſe de chair ſanglante, où l’on apperçoit des ſinuoſités. Quelquefois on y voit encore inhérentes des portions des membranes ou du *placenta.*

Le renverfement de la matrice eft toujours accompagné d'hémorrhagie plus ou moins confidérable, qui en rend la réduction plus néceffaire & plus preffante : d'ailleurs il eft mortel, fi l'on ne rétablit pas promptement ce vifcere.

Les caufes du renverfement de la matrice font les mêmes que celles de fon relâchement.

Cure du Renverfement de la Matrice.

Le renverfement de la matrice eft total , ou en partie. Lorfqu'il n'eft qu'en partie, on le diftingue, en portant le doigt vers fon orifice , à la place duquel on en trouve le fond. Il eft aifé alors de rétablir ce vifcere, en avan-çant les doigts & la main même, s'il eft néceffaire , pour le repouffer fans violence dans fa fituation ordinaire. Cet accident eft fouvent compliqué d'hémorrhagie qui ceffe, dès que le fond de la matrice eft rétabli à fa place.

Lorfque la matrice eft hors de la vulve, on la nettoie legérement avec du lait, ou bien avec une décoction de racines de guimauve, ou de graine de lin. On fait coucher la malade fur le dos, les feffes élevées : on infinue latéralement les doigts & les deux mains humectés d'huile, vers le col de ce vifcere; on le preffe fans violence, en dirigeant fucceffivement ces deux forces, du fond vers l'orifice.

Si l'on continue cette manœuvre, avec patience & dextérité, le corps de la matrice reprend infenfiblement fon reffort; les fibres orbiculaires de fon fond reprennent leur élafticité; & bientôt l'on reffent agir leur force de contraction fous les mains qui la follicitent. Cette force croît & augmente: la matrice fe rétablit fenfiblement; & enfin il s'en fait une détente foudaine, comme une efpece d'explofion qui dilate tout-à-coup fon fond , & le porte à fa place ordinaire.

On ne doit jamais retarder les moyens néceffaires pour rétablir dans fon état naturel la matrice renverfée, & pour la remettre à fa place, de crainte que fon orifice ne revienne fur lui-même & ne fe refferre; ce qui mettroit un obftacle invincible à cette opération.

Il eſt très-dangereux de faire violence à ce viſcere, & de le pouſſer avec force pour le rétablir, comme on le pratique trop ordinairement avec témérité ; les effets ordinaires de cette manœuvre font l'inflammation, la gangrene & la mort.

Il feroit, ſans doute, bien moins dangereux d'abandonner cette opération à la nature, lorſqu'on la reconnoît impraticable. On a vu, dans des cas pareils, ce viſcere tomber en lambeaux gangrenés, ou en forme d'eſcarre, & les malades guérir.

Chute de l'Anus.

C'eſt une eſpece de bourrelet, ou de tumeur, formé au-dehors, par le relâchement de l'extrémité de l'inteſtin *rectum*. Il eſt eſſentiel de remettre ſans retardement cet inteſtin dans ſa ſituation naturelle.

Moyens de remédier à la Chute de l'Anus.

On enveloppe le doigt du milieu de la main droite, d'un linge fin & propre, en forme de doigtier ; on l'introduit au milieu du bourrelet, en le

pouffant en avant; l'extrémité de l'inteftin relâché fuit ce mouvement,
rentre à mefure que le doigt avance,
& fe rétablit à fa place.

CHAPITRE V.

Hernies des Femmes en couche.

ON entend par hernies, des tumeurs externes, formées par la
fortie de quelque vifcere du bas-ventre, à l'occafion de la rupture, ou du
relâchement du péritoine.

Différentes efpeces de Hernies.

Il y a différentes efpeces de hernies:
on les diftingue par les parties où elles
fe forment. C'eft, en général, fur toute
la fuperficie de l'*abdomen*, aux régions
épigaftrique, à l'ombilicale, principalement au nombril, aux latérales, à
l'hypogaftrique au-deffus du pubis, aux
aînes, aux cuiffes, au trou ovale, au
vagin, à l'anus, au dos. On me difpenfera de faire connoître, en particulier, toutes ces hernies : je m'arrête-
rai à celles qui font les plus ordinaires

aux femmes en couche, après des ac-couchemens laborieux.

Hernies ordinaires aux Femmes en couche.

Ces hernies font l'exomphale, la ventrale, le bubonocèle. La premiere fe forme à l'ombilic ; la feconde, dé-fignée par le terme *éventration*, à l'interftice de la ligne blanche & des fibres des mufcles droits, ou à leurs portions aponévrotiques ; la troifieme, aux aînes.

Il ne paroît pas toujours des tu-meurs au-dehors, au commencement des hernies, lorfqu'il n'y a qu'un engagement de l'inteftin dans un fimple relâchement du péritoine : la hernie eft indiquée alors par des fignes & des fymptomes qui la carac-terifent ; on ne peut pas la méconnoî-tre. Cependant il eft très-ordinaire que ces tumeurs ventrales deviennent confidérables, même pendant l'accou-chement, ou peu de tems après, par une portion des vifceres qui s'échap-pent par la rupture ou le relâchement du péritoine. Il femble alors que ces

B v

parties, ainfi échappées, forment un second ventre, qui porte jufques fur les cuiffes : on voit par-là, la néceffité de prévenir ou de remédier prompte-ment à un tel défordre.

Symptomes des Hernies.

Les fymptomes des hernies font des dérangemens d'eftomac, des digeftions laborieufes, des laffitudes fpontanées, des défaillances, des naufées, des vo-miffemens, des hoquets, des étran-glemens des parties des inteftins qui forment la tumeur, des flatuofités in-commodes, des coliques violentes, des érétifmes de l'*abdomen*, des con-vulfions, & enfin des inflammations, la gangrene & la mort.

Caufes des Hernies des Femmes en couche.

Les caufes ordinaires de ces hernies font des groffeffes laborieufes, de grands efforts dans le travail de l'ac-couchement, des vomiffemens & des éternumens violens, de vives colè-res, des coups reçus fur le ventre, des chutes.

Cure des Hernies des Femmes en couche.

Dès qu'une femme est accouchée, on doit faire des recherches sur l'*abdomen*, principalement après des accouchemens laborieux, pour s'assurer s'il ne s'y feroit point fait quelque hernie : s'il s'y en trouve, quelle que soit la partie qu'elle occupe, on essaie de la faire rentrer ; & on la contient ensuite par des bandages propres à chaque partie.

Cette opération se fait en rétablissant dans leur état naturel les parties des visceres, qui se sont deplacées, par le moyen de douces compressions en divers sens, avec les doigts, sans employer trop de force, crainte de les blesser, de les meurtrir, de les enflammer. A cet effet, on place sur un lit la malade couchée horizontalement, & de façon que les pieds soient plus élevés que le tronc & la tête. Cependant lorsque l'on fait la réduction du hubonocèle, il faut pencher la malade du côté opposé à la hernie.

Lorsque l'étranglement est considérable, & que les symptomes devien-

nent de plus en plus graves, la faignée
devient néceffaire : elle prévient l'inflammation, & rend la réduction de
la hernie plus praticable.

On facilite cette opération, en appliquant fur la tumeur des cataplafmes
faits avec les quatre farines réfolutives, cuites à l'eau : on y ajoûte, à la
fin de la cuiffon, un peu d'huile & de
vinaigre ; enfuite on tente de nouveau
la réduction. Lorfqu'on a eu le bonheur de réuffir dans cette opération,
on contient la hernie avec un bandage
propre à chaque partie où elle s'eft
formée.

Si tous ces moyens deviennent im-
puiffans, on doit craindre pour la vie
de la malade. Il ne refte d'autre ref-
fource que l'opération qui confifte à
ouvrir le fac herniaire, pour dégager
l'inteftin de l'étranglement, & le faire
rentrer. Cette opération eft très-déli-
cate : elle ne peut être confiée qu'à
des chirurgiens inftruits & exercés
dans leur art.

Lorfque la réduction de la hernie eft
faite, fans avoir eu recours aux inftru-
mens, on y applique un bandage
pour la contenir. Il faut s'affurer avec

une scrupuleuse attention, que l'intestin soit parfaitement rétabli à sa place, lorsqu'on applique le bandage : autrement on le meurtriroit, & l'on y causeroit une inflammation qui seroit bientôt suivie de la gangrene & de la mort. Lorsqu'on met le bandage, la malade doit être couchée horizontalement sur son lit, de même qu'elle l'étoit pendant la réduction de la hernie.

Bandage simple pour l'Exomphale.

On couvre une plaque de fer, d'un diametre plus grand que la tumeur, d'une peau de chamois, qu'on laisse lâche du côté qui doit porter sur la hernie : on garnit ce côté de crin, de coton ou de laine, de façon qu'il ait la forme d'une pelote ; on attache sur la plaque une ceinture de cuir, que l'on double de toile neuve, & que l'on garnit comme la plaque. On entoure le corps de la malade de cette ceinture qu'on fait revenir sur la plaque du côté opposé, pour l'y attacher avec un crochet ou une boucle. Si, dans quelque cas pressant, on ne pouvoit pas se procurer aisément une plaque de fer, on en feroit, par proviſion, de bois ou de liége.

Bandage pour les Hernies ventrales.

Lorſque la tumeur herniaire eſt petite, on peut ſe ſervir d'un bandage à-peu-près ſemblable à celui de l'exomphale, en le faiſant toujours d'un diametre plus grand que celui de la hernie. Si, au contraire, la tumeur eſt conſidérable, on fait un bandage plus conditionné en prenant le ſuivant pour modèle.

Prenez demi-aune ou plus de futaine, ou de toile épaiſſe : doublez & pliſſez-là par ſa partie inférieure ; attachez à ſa partié ſupérieure une bande qui s'allonge de chaque côté, pour faire le tour du corps ; attachez un cordon à l'un des bouts, pour le faire paſſer dans l'autre, & les lier enſemble. Garniſſez chaque côté du bandage, d'un ruban aſſez long pour paſſer entre les cuiſſes, chacun de ſon côté, & revenir par-derriere s'attacher à deux cordons préparés de chaque côté du ventre, à la ceinture du bandage.

Il faut appliquer de chaque côté de la hernie, si le relâchement est considérable, de grandes compresses en plusieurs doubles, qui se joignent sur la ligne blanche, & les assujettir avec le bandage.

Bandages pour le Bubonocèle.

On fabrique des bandages de différentes especes pour lés hernies des aînes. C'est aux artistes, qui s'occupent de cette partie qu'il faut s'adresser pour en avoir de propres aux hernies que l'on veut assujettir. On peut, en attendant, appliquer sur la hernie, après l'avoir exactement réduite, une pelote semblable à celle qui est indiquée pour l'exomphale, & la garnir de bandes & de cordons, comme celle de la hernie ventrale.

CHAPITRE VI.

Hémorrhoïdes des Femmes en couche.

ON entend par hémorrhoïdes un engorgement des vaisseaux sanguins de l'anus & du *rectum*, tantôt avec écoulement, tantôt sans écoulement de sang.

Division des Hémorrhoïdes.

Elles sont internes ou externes. Les premieres sont placées dans l'intérieur de l'intestin *rectum*, au-dessus de l'os *sacrum*. Les dernieres forment chacune une tumeur au-dehors de la marge de l'*anus*. On appelle *aveugles* les hémorrhoïdes qui ne fluent pas; & *ouvertes*, celles qui fluent.

Symptomes des Hémorrhoïdes.

Les symptomes des hémorrhoïdes sont une pesanteur considérable au fondement, avec des élancemens & des pulsations très-vives, quelquefois avec fiévre. Les bouts des vaisseaux engorgés font rouges, animés, & font des douleurs fi vives, qu'elles ôtent aux malades le repos & le fommeil.

Caufes des Hémorrhoïdes.

Ces caufes font, la compreffion de la tête de l'enfant, dans les accouchemens laborieux, fur les vaiffeaux hémorrhoïdaux ; les fréquens attouchemens que font les fages-femmes, le plus fouvent très-mal-à-propos, pour dilater le vagin. Ces accidens irritent les vaiffeaux hémorrhoïdaux , gênent la circulation du fang dans leurs calibres, l'y fufpendent, l'y arrêtent : il s'enfuit des engorgemens, des déchiremens des membranes, des inflammations, &c.

Indications curatives des Hémorrhoïdes des Femmes en couche.

Les indications curatives exigent d'amollir, d'adoucir, de réfoudre les engorgemens des vaiffeaux hémorrhoïdaux & de les évacuer.

Méthode curative des Hémorrhoïdes des Femmes en couche.

On expofe les hémorrhoïdes à la vapeur du lait chaud , à celle d'une

décoction de plantes émollientes ; on
en fait des bains où l'on met le fiége :
on humecte les hémorrhoïdes avec
une décoction de feuilles de bouillon-
blanc & de morelle. On y applique
des cataplafines avec la mie de pain
& le lait, où l'on ajoûte un peu de
fafran, ou bien avec la joubarbe &
les feuilles de morelle, cuites fous la
cendre. Si les hémorrhoïdes font internes, on fait des injections dans
le *rectum*, avec les décoctions précédentes, ou avec le lait. Lorfque ces
fecours ne foulagent pas les douleurs,
on place la malade fur une chaife per-
cée, & on lui fait recevoir au fondement des fumigations de femence de
jufquiame.

Dans les intervalles de ces fecours,
on fe fert utilement d'un onguent
compofé avec le *populeum*, l'écaille
d'huîtres calcinée & réduite en poudre impalpable : on ajoûte, fur quatre
onces de cet onguent, demi-gros
d'*opium* diffous dans l'eau, & incorporé avec le jaune d'œuf.

Lorfque l'inflammation des hémorrhoïdes donne la fiévre, on a recours
à la faignée du bras. On fait prendre

des boiſſons delayantes & adouciſ-
ſantes. Si tous ces ſecours ne réuſſiſ-
ſent point, on applique quatre ou
cinq ſang-ſuës au fondement. Il eſt de
la prudence de ſe précautionner contre l'hémorrhagie qui ſurvient quelquefois, mais très-rarement à la ſuite
de cette opération. Si elle a lieu, on
y remédie en appliquant ſur les vaiſſeaux ouverts de l'agaric de chêne,
ou de l'amadou.

CHAPITRE VII.

*Incontinence d'Urine, Strangu-
rie des Femmes en couche.*

L'INCONTINENCE d'urine eſt un
écoulement involontaire, dont
les malades ne s'apperçoivent pas
ſouvent, & qui eſt occaſionné par le
relâchement du ſphincter de la veſſie.

*Différence de l'Incontinence d'Urine
d'avec la Strangurie & le Diabètes.*

On diſtingue l'incontinence d'urine
de la ſtrangurie, en ce que, dans celle-
ci, les malades rendent les urines

goutte à goutte, fréquemment, & toujours avec douleur, chaleur & cuisson.

L'incontinence d'urine diffère aussi du diabètes, en ce que celui-ci est caractérisé par des évacuations copieuses d'urine, accompagnées d'une soif pressante, & suivie d'un amaigrissement considérable, qui fait des progrès rapides, d'une débilité des fonctions, & d'une foiblesse générale dans les membres.

Causes de l'Incontinence d'urine.

Elle provient souvent d'une fatigue du sphincter de la vessie, sans qu'il y ait meurtrissure ni contusion; de convulsions, de compressions trop fortes, & de durée, de la tête de l'enfant, retenue au passage, sur le col de la vessie & le sphincter de l'urèthre; de déchirures faites par l'imprudence des sages-femmes, ou par des instrumens mal conduits; de l'inflammation & de ses suites, comme de la suppuration, & de plaies restées fistuleuses; de la gangrene qui, lorsqu'elle guérit, laisse après elle un relâchement incurable du sphincter de la vessie.

Cure de l'Incontinence d'urine.

Lorsqu'elle provient de la simple fatigue du col & du sphincter de la vessie, sans meurtrissure ni contusion, la nature y remédie, dans peu de tems, sans le secours de l'art. Lorsque la fatigue du sphincter a été considérable, & de durée, sur-tout chez des femmes dont la fibre est lâche, l'écoulement ne guérit point sans le secours de l'art.

Dans ce cas, on fait des fomentations sur ces parties, avec du vin rouge chaud, où l'on fait infuser la véronique, le serpolet, la mille-feuille, les roses de provins, & l'on applique sur la partie supérieure de la vulve, des compresses imbibées de cette infusion. Si l'incontinence d'urine subsiste après l'écoulement des lochies, on met en usage des décoctions astringentes, dont on fait des fomentations, des injections dans le col de la vessie, avec la décoction de balaustes, de cachou, de plantain, où l'on ajoûte, par livre de ce liquide, vingt-cinq gouttes d'eau blanche de Rabel, ou d'esprit-de-vitriol, On se sert des mêmes se-

cours, dans les relâchemens qui ont
pour caufe des inflammations, de
longues fuppurations , des gangrenes, &c.

Les incontinences d'urine, qui font
précédées d'inflammation, commencent par une difficulté d'uriner : on
les prévient, en employant à propos
les fecours propres à la ftrangurie.

Strangurie des Femmes en couche.

La ftrangurie eft une envie fréquente & preffante d'uriner, fans
qu'on puiffe rendre l'urine qu'en petite quantité, ou goutte-à-goutte, avec
douleur, chaleur & cuiffon. D'ailleurs
les malades éprouvent un fentiment
de froid, lorfque l'urine paffe; une
chaleur & une ardeur confidérables,
après qu'elle a paffé.

Caufes de la Strangurie.

L'inflammation de la matrice, celle
du vagin, font les caufes ordinaires
de la ftrangurie des femmes en couche, qui fe termine, lorfque l'inflammation a ceffé, par une incontinence
d'urine. La caufe prochaine immédiate
de cette difficulté d'uriner eft un refy

ferrement fpafmodique & phlogiftique du col de la veffie.

Cure de la Strangurie.

On guérit la ftrangurie avec les mêmes remèdes qu'exigent l inflammation de la matrice & celle du vagin. Ce font des faignées du bras réitérées, des lavemens émolliens, des fomentations, des injections & des cataplafmes de la même qualité, avec des boiffons d'eau de veau, de poulet, de petit-lait, de décoction de graine de lin : on tient les malades aux bouillons de veau & de volaille, &c.

CHAPITRE VIII.

Pertes de Sang après l'Accouchement.

ON entend par pertes de fang des femmes en couche, un écoulement de ce liquide, plus abondant & de plus de durée que celui des lochies rouges, qui eft proportionné au tempérament des malades.

Différentes causes des Pertes rouges des Femmes en couche.

Ces pertes proviennent du déchirement des orifices des vaisseaux de la matrice, par l'effet d'un accouchement laborieux ; de l'extraction trop violente de l'arriere-faix ; de quelque lambeau du *placenta*, resté adhérent aux parois de ce viscere, ou qui en est séparé ; de caillots de sang, retenus dans sa cavité, qui l'empêchent de se resserrer.

Elles peuvent aussi provenir d'un relâchement des membranes internes de la matrice & des bouts de ses vaisseaux excrétoires, qui restent trop ouverts après l'accouchement, faute d'un ressort suffisant pour se resserrer. On reconnoît & l'on désigne cet état de la matrice, par le terme *inertie*.

Signes des Pertes qui proviennent de la violence faite à la Matrice, & du Déchirement de la Vessie.

Les malades éprouvent des douleurs aiguës, des tranchées, des mouvemens

vemens spasmodiques, des sensations de déchirement dans les régions des reins, des lombes, de l'hypogastre, lesquelles sensations s'étendent jusqu'au *pubis*, & souvent jusqu'à la vulve, par les membranes du vagin. Ces symptomes occasionnent bientôt un épuisément général, dont les effets sont des intermittences, des inégalités dans le pouls, des inquiétudes, des angoisses, des hoquets, des foiblesses & des syncopes mortelles.

Signes qui indiquent que les Pertes
proviennent de l'adhérence du
Placenta.

Tous les symptomes précédens ont lieu dans ce dernier cas ; mais ils font moins violens & moins généraux. On s'assure de cette cause, en examinant la masse du *placenta :* on y distingue la place où tenoit le lambeau qui s'en est séparé.

Signes qui indiquent qu'une partie du
Placenta, *ou des Caillots de sang,*
font isolés dans la Matrice.

Les pertes font considérables : les
C

malades éprouvent, au lieu de douleurs, un abbatement général des forces ; des angoiffes, des inquiétudes,
des tintemens d'oreilles, des mouvemens fpafmodiques, des convulfions,
des fyncopes, &c.

Signes des Pertes caufées par l'inertie de la Matrice.

Ces fignes font tous les fymptomes
de l'épuifement. La malade tombe
dans un affaiffement général, qui fait
des progrès rapides, fans reffentir ni
douleurs ni tranchées ; alors le danger eft imminent. Elle rifque moins,
lorfqu'elle reffent quelques douleurs.
Si les douleurs font confidérables, le
danger eft plus éloigné ; & elle doit
moins craindre pour fa vie.

Moyens de remédier aux Pertes de fang, qui proviennent de déchiremens des vaiffeaux de la Matrice.

Les pertes de cette nature font
toujours très-dangereufes : elles exigent un prompt fecours. On couche
la malade dans fon lit, horizontalement, fans que la tête, le tronc, les

feffes foient plus élevés les uns que les autres. On ne ferre le ventre ni avec des bandes, ni avec des compreffes : l'air de la chambre doit être tempéré ; & la malade ne doit pas être trop couverte. Sa boiffon la plus convenable, eft le petit-lait, l'eau de poulet ou de veau : on peut donner auffi une legere décoction d'avoine, de riz ou de gruau. On ne permet d'abord, pour toute nourriture, que quelque prife legere de bouillon de veau ou de jeune volaille : on l'augmente à proportion que la perte & fes fymptomes diminuent ; on fait alors le bouillon avec le veau, la volaille & le mouton.

Si, malgré ces précautions, la perte fubfifte fans apparerce de diminution, on fait une ou deux petites faignées du bras, proportionnées aux forces de la malade.

Dès le commencement de la perte, il eft effentiel d'avoir recours à des lavemens émolliens, dans lefquels on ajoûte quelques cuillerées de miel ordinaire, ou de celui de nénuphar. Par ce moyen, on débarraffe le canal inteftinal d'excrémens souvent d'urcis , très-propres à entretenir la perte par leur séjour, & à l'augmenter par des compreffions & des irritations fur les membranes des boyaux, & fur le corps de la matrice.

Secours extérieurs dans les Pertes de fang , lorfqu'elles font extrêmes.

Lorfque la perte eft extrême , on couche la malade à plat, ou horizontalement, fur une paillaffe : on ne la couvre que d'un fimple drap. On applique fur les régions des reins, des lombes, fur le bas-ventre, jufqu'au *pubis* , des ferviettes trempées dans l'eau froide jufqu'au terme de la glace, dans l'oxycrat ou le vinaigre froids. On fait dans la matrice des injections avec le vin rouge, l'oxycrat ou le vinaigre tiédes. On fe fert auffi, pour faire des injections, des décoctions de plantain, de renouée, de bourfe-à-pafteur, ou d'autres plantes aftringentes. On applique à froid, avec fuccès, fur la région du *pubis*, de la fiente de porc , imbibée de vinaigre. Les çataplasmes avec la pulpe des plantes aftringentes & le vinaigre produisent à-peu-près le même effet.

Ufage des Aftringens intérieurement.

L'épuifement étant porté au point où l'équilibre commence à fléchir entre les liquides & les folides, ce qu'on reconnoît par de legeres foibleffes, on fait prendre des aftringens intérieurement. Ce n'eft que dans le cas de foibleffe, que les aftringens font propres à modérer les pertes & à les arrêter. Si l'on fait auparavant ufage de ces remèdes, ils portent leur action aftringente fur tout le fyftême des vaiffeaux : la circulation du fang en eft généralement précipitée ; & ce liquide eft déterminé avec plus de rapidité, par cette augmentation de reffort, vers les vaiffeaux ouverts de la matrice. Comme il y trouve moins de réfiftance que par-tout ailleurs, il s'échappe avec plus de rapidité : l'hémorrhagie en devient plus abondante & plus dangereufe.

Lorfque la foibleffe de la malade eft au point où elle peut fupporter fans danger l'ufage des aftringens, on fe fert de la décoction, ou des fucs des plantes qui ont cette qualité, telles que la grande confoude, le plantain, la renouée, la bourfe-à-pafteur : on fait prendre, toutes les deux heures, quatre ou cinq onces de leur décoction, ou deux ou trois onces de leur fuc. On rend les décoctions & le fuc plus efficaces, en ajoûtant à chaque prife de la poudre de cachou, de fang-de-dragon, de craie de Briançon, de pierre hématite, de terre figillée. Les dofes de chacune de ces fubftances font depuis quinze grains jufqu'à un gros ; de forte qu'on peut, toutes les deux heures, en mettre trente grains, ou d'une feule, ou de deux ou trois parties égales. Si l'on aime mieux donner ces aftringens en décoction, on peut en faire bouillir deux gros, avec les plantes, dans environ une livre & demie d'eau, & en donner une taffe à café, toutes les deux heures, adoucie avec quelque fyrop, tel que celui de coings, de chicorée, de limons, &c. On rend ces remèdes plus efficaces, en étendant

fur chaque prife dix ou douze gouttes de la liqueur minérale anodine
d'Hoffman, ou bien quatre ou cinq
gouttes d'eau blanche de Rabel.

L'eau de Rabel eft très-eftimée pour
arrêter les pertes de fang ; mais on ne
doit s'en fervir qu'en obfervant les
précautions néceffaires pour l'ufage
des aftringens : on peut la donner
dans la tifane ordinaire. A cet effet,
on fait bouillir la racine de grande
confoude, ou toute autre plante aftringente, dans de l'eau commune ; &
dans chaque pinte de décoction, on
en verfe de cinquante à cinquante-cinq
gouttes qu'on adoucit avec une once
& demie de fyrop de capillaire. Dans
des cas preffans, on peut faire des injections dans la matrice, avec cette
tifane tiède.

Il faut avoir attention de diminuer
la dofe des aftringens, & d'en modérer l'ufage, à mefure que les pertes
s'affoibliffent : on ne donne, vers la
fin, que de fimples infufions des plantes qui ont cette vertu.

Lorfqu'on a à craindre des fyncopes, par rapport à la grande foibleffe
des malades, on leur fait prendre,

deux ou trois fois par jour, vingt grains & jufqu'à demi-gros de confec-tions d'alkermès, d'hyacinthe, ou bien, deux fois le jour, le matin & le foir, demi-gros de thériaque.

Des Purgations dans les Pertes de fang , qui proviennent du déchirement ou de l'irritation des vaif-feaux.

Les purgatifs font dangereux, lorf-que les pertes font abondantes, fur-tout au commencement de celles qui proviennent de l'irritation & du dé-chirement des vaiffeaux de la matrice. On ne peut & on ne doit en faire ufage, que lorfque les pertes traînent en longueur; qu'elles font modérées, & qu'il eft comme certain que le défor-de des digeftions, ou les embarras des premieres voies peuvent les en-tretenir & les favorifer. Dans de telles circonftances, la malade a un mau-vais goût à la bouche : fon haleine exhale une odeur défagréable; fa lan-gue eft chargée de limon, & fa bou-che eft pâteufe; fes urines font crues; fes garde-robes font boueufes, glai-reufes, grifâtres.

Ces symptomes exigent l'usage de
purgatifs legers. On fait prendre, pendant trois ou quatre jours le matin,
l'infusion d'un gros de rhubarbe con -
cassée dans cinq onces d'infusion de
scolopendre ou de chicorée sauvage :
on y fait fondre, tous les quatre ou
cinq jours, deux onces de manne. On
réitere ce purgatif, dans le même ordre, pendant tout le tems que les
mêmes indications subsistent.

Méthode curative des Pertes qui pro-
viennent de corps étrangers dans
la Matrice.

Lorsque la perte de sang provient
de quelque corps étranger , qu'il soit
inhérent à la matrice , ou qu'il ne le
soit point , le secours le plus prompt
& le plus efficace qu'on puisse donner à la malade, c'est d'en faire l'extraction. A cet effet , on introduit la
main bien graissée dans la matrice ,
s'il est possible , sans faire violence à
ce viscere & sans le meurtrir : on
cherche le corps étranger ; on le saisit
& on le conduit, sans le lâcher & sans
précipitation, hors du canal du vagin.
Si c'est une portion du *placenta,*

qui eſt reſtée adhérente à la matrice, ce que l'on diſtingue par le tact qui éprouve de la réſiſtance, il ne faut point l'arracher avec force, mais avec beaucoup de ménagement.

On porte legérement la partie externe de la main ſur la paroi interne de la matrice, à l'endroit où le lambeau du *placenta* eſt adhérent : on le détache doucement & ſucceſſivement avec les doigts diſpoſés en forme de cuiller, & on le conduit hors du vagin ; on en fait de même des autres corps étrangers : je l'ai déja obſervé dans les *Inſtructions ſur les Accouchemens.*

L'extraction bien ménagée des corps étrangers, qui ont reſté dans la matrice, fait ceſſer en même tems la perte & le danger.

Cure des Pertes de ſang qui proviennent du reláchement ou inertie de la Matrice.

On doit employer les moyens les plus propres à rétablir le reſſort des vaiſſeaux de la matrice, & leur élaſticité, afin que les parois internes de ce vifcere fe refferrent & rentrent dans l'ordre de la nature.

On couche la malade à plat : on fait des frictions legeres fur le bas-ventre , pour ranimer les fibres ner-veufes & rappeller leur ton ; on y fait des fomentations & des injections aftringentes : on y applique des cata-plafmes de la même qualité ; & l'on fuit en tout la méthode curative déja in-diquée dans ce Chapitre, pour les per-tes de fang, lorfqu'elles font extrêmes. (*Voyez* page 5 1.)

Les lavemens émolliens feroient nuifibles : ils favoriferoient le relâ-chement. Cependant il eft indifpen-fable d'en donner, de deux jours l'un, qui ayent une vertu tonique , tant pour débarraffer les boyaux des gros excrémens , que pour feconder les effais que l'on fait par d'autres moyens, pour rétablir le reffort de la matrice. Ces lavemens doivent être compofés d'une eau de favon legere : ils font très-propres à remplir les indications de cette maladie.

L'orangeade, la limonade, l'infu-fion de mille-feuille, de fcolopendre, de chicorée fauvage ; l'eau de fontaine froide aux repas , avec un peu de vin, font les boiffons les plus indiquées dans le relâchement de la matrice. Les alimens doivent être plutôt folides que liquides : ceux-ci favoriferoient le relâchement.

Purgatifs dans les Pertes qui proviennent du relâchement.

Si la malade éprouve des naufées, des hoquets, des envies de vomir ; fi elle a la langue chargée, un mauvais goût à la bouche, & le vifage bouffi ou bilieux, on ne peut pas fe difpenfer d'avoir recours aux purgatifs , pourvu que les pertes foient modérées. Les purgatifs les plus propres font les mirobolans citrins , les tamarins, le fyrop magiftral, la manne, & le fel végétal.

Si, malgré les purgatifs, l'eftomac ne fe rétablit pas , on fait prendre , tous les matins, des bols compofés de douze ou quinze grains de rhubarbe , incorporés avec le baume de Copahu, pour une prife. Ce remède doit tenir conftamment le ventre libre , fans fatiguer la malade.

CHAPITRE IX.

Inflammation de la Matrice des Femmes en couche.

L'INFLAMMATION en général est une tumeur formée par la congestion du sang dans les extrémités capillaires des vaisseaux, ou dans le tissu cellulaire des visceres, ou bien de toute autre partie, avec chaleur, pulsation, rougeur, fiévre, douleur, &c.

L'inflammation a des signes différens, qui la caractérisent, selon les visceres ou les parties qui en font affectés.

Signes de l'Inflammation de la Matrice & du Vagin ; ses Symptomes.

Ces signes font des douleurs fixes, avec chaleur & pulsation vers l'une des aînes ; un gonflement sensible de ce viscere, qu'on ressent sous la main, pour peu que la malade puisse souffrir de compression sur l'hypogastre ; une sensation douloureuse dans le bas-

ventre & dans la région des lombes ,
laquelle fouvent intéreffe la tête , le
col, les yeux , les articulations des
mains ; un érétifme de *l'abdomen* ,
une oppreffion confidérable, une infomnie générale , ou un fommeil très-
agité ; des urines rares , ardentes, fouvent avec ftrangurie & difficulté d'aller à la garde-robe ; le pouls petit, fréquent & peu développé , quelquefois
les extrémités froides ; la fuppreffion
des vuidanges , un mal-aife général
dans tout le corps ; des inquiétudes
dans les entrailles , dans les vifceres ;
des convulfions , des foibleffes , des
fyncopes.

*Différens Siéges de l'Inflammation de
la Matrice ; leurs Signes particuliers.*

Lorfque tout le corps de la matrice
eft enflammé, la pulfation & la douleur font générales dans ce vifcere,
& fe font reffentir très-vivement. Si
fa partie poftérieure eft feule enflammée , la douleur ne fe manifefte que
vers les lombes ; & la malade ne peut
point aller à la garde-robe, par rapport
à la compreffion que la tumeur fait

fur l'inteftin *rectum*, qui participe auffi à la douleur.

Lorfque l'inflammation occupe la partie antérieure de la matrice, la douleur & la pulfation fe font reffentir vers le *pubis :* les urines ne coulent que très-difficilement, par rapport à l'impreffion que fait la tumeur fur le col de la veffie. L'inflammation des côtés eft indiquée par une tenfion douloureufe aux aînes, & par une pefanteur gravative aux cuiffes. Lorfqu'elle eft au fond de ce vifcere, la douleur fe fait reffentir vers le nombril ; & l'on diftingue une tumeur fenfible dans cette région. On reconnoît que l'inflammation affecte l'orifice de la matrice, en ce que la douleur, la tenfion & la pulfation intéreffent principalement la partie de l'hypogaftre, qui répond à fon col. D'ailleurs, en introduifant un doigt jufqu'à l'orifice, on y diftingue un gonflement fenfible, & une réfiftance douloureufe.

L'inflammation du vagin & celle de la vulve font accompagnées de fymptomes plus modérés & moins dangereux que celles de la matrice ou de quelqu'une de fes parties. D'ailleurs

elles ne fuppriment pas les vuidanges.
On diftingue à l'œil celle de la vulve,
& au doigt celle du vagin, en l'introduifant dans fon canal.

Danger de l'Inflammation de la Matrice.

Plus les fymptomes de l'inflammation font graves & violens; plus elle
intéreffe des parties de ce vifcere,
plus elle eft dangereufe. Moins les
fymptomes font généraux & confidérables, plus on doit concevoir des
efpérances de guérifon. D'ailleurs la
violence des fymptomes ne doit pas
abfolument faire défefpérer, dans
cette maladie, fur-tout lorfqu'on a l'attention de donner à propos les fecours
convenables pour y remédier.

Caufes de l'Inflammation de la Matrice.

Les caufes les plus ordinaires de
l'inflammation de la matrice, à la
fuite de l'accouchement, font l'irritation occafionnée par des accouchemens laborieux, par la mauvaife
manœuvre des fages-femmes, fur-
tout dans les accouchemens qui font

contre nature ; par des extractions violentes de l'arriere-faix. Ces accidens produisent des déchiremens des membranes de ce viscere & des orifices de ses vaisseaux. Il se fait, dans toute sa substance, des contractions spasmodiques, qui suspendent l'écoulement des vuidanges, les dévoyent ou les fixent, & les arrêtent. Il en résulte des congestions de sang, des chaleurs, des effervescences, des gonflemens des vaisseaux, des déchiremens de leurs membranes, des douleurs particulieres, qui intéressent tout le corps & les visceres ; caractérisent l'inflammation, & en déterminent le danger par leurs différens degrés.

Méthode curative de l'Inflammation de la Matrice.

Dans toutes les inflammations de la matrice, qui dépendent des causes précédentes, il faut établir une diéte proportionnée au danger de la maladie. Comme il n'est jamais médiocre, la diéte doit être toujours sévere. On mettra la malade à l'eau de poulet, de veau, ou bien au petit-lait, pour boif

son ordinaire, & pour toute nourriture.
Cependant, si elle avoit été extrêmement affoiblie dans l'accouchement,
par des pertes, on étendroit de tems
en tems quelque cuillerée de bouillon de veau, ou de volaille, dans sa
boisson.

La saignée du bras est indispensable, dès qu'on s'apperçoit du premier
signe d'inflammation. L'écoulement
ordinaire des vuidanges ne doit pas
empêcher la saignée : elle ne peut
pas y nuire. Il provient d'une plaie
qui saigne : la saignée ne peut pas en
faire de diversion. On la réitere avec
ménagement, autant de fois que les
indications l'exigent, sans attendre
que la violence des symptomes y dé-
termine. Il est de la sagesse de les
prévenir.

On donnera, chaque jour, trois
ou quatre lavemens avec du lait, ou
avec une décoction de graine de lin,
de feuilles de bouillon-blanc, de
mauve, de poirée, de pariétaire. Ils
tiendront lieu à la matrice enflammée
d'un bain très-propre à faciliter la circulation des liquides dans le corps de
ce viscere. Ils soulageront le *rectum*,

en évacuant des matieres fécales, fouvent durcies, très-propres à augmenter, par leur féjour, les engorgemens
inflammatoires.

Il eft à propos, & même néceffaire,
de faire dans le vagin des injections
avec une décoction de racines de guimauve, un peu plus que tiéde. En les réi-
térant deux ou trois fois par jour, elles
produiront fur l'orifice de la matrice
l'effet de bains domeftiques. Ce fecours eft d'autant plus néceffaire, que,
dans les inflammations de la matrice,
fon orifice, qui eft faillant de quelques
lignes dans le vagin, eft toujours dur
& douloureux.

Les cataplafmes avec la mie de pain
& le lait, ou la pulpe des plantes
émollientes, appliqués fur l'hypogaftre, jufques fur le *pubis*, & renouvellés
toutes les quatre heures, font toujours
d'un puiffant fecours dans ces maladies.
Si les malades ne peuvent pas fupporter le poids des cataplafmes, on y fupplée en appliquant fur le bas-ventre des
flanelles imbibées d'une décoction
des mêmes plantes. Il faut avoir l'attention de renouveller ou de mouiller

ces flanelles, toutes les trois heures
pour en entretenir l'humidité & en
soutenir la vertu.

L'usage des émulsions faites avec les
quatre semences froides & le syrop
de nénuphar seconde parfaitement ces
secours : on en donne principalement
dans l'après-midi, & aux heures du
sommeil, pour procurer aux malades
un repos nécessaire. D'ailleurs les émulsions temperent l'effervescence du sang,
calment les douleurs, & moderent le
progrès de l'inflammation.

Méthode curative de l'Inflammation
de la Matrice, dans la diminution
de ses symptomes.

Dès que la fiévre est devenue moins
forte, l'hypogastre moins sensible, le
bas-ventre moins tendu, il est à propos de soutenir les forces des malades,
en leur accordant plus de nourriture,
& de solliciter la nature à déterminer
des évacuations par les garde-robes.
Les purgatifs auroient été pernicieux
jusqu'à ce moment : ils seroient même
dangereux alors. On ne peut se permettre que de legers laxatifs, qui ne

puiſſent pas porter d'irritation ſur le
ſyſtême des membranes. A cet effet, on
noye un grain de tartre ſtibié dans une
pinte & demie de décoction de racines
de fraiſier, dans laquelle on fait infuſer
quelques feuilles de laitue, ou bien, ſi
c'eſt pendant l'hiver, de capillaires de
Canada. On donne un verre de cette
tiſane, toutes les deux heures ; & l'on
continue dans les intervalles l'eau de
poulet, ou le petit-lait dans lequel
on fait fondre par pinte douze grains
de nitre purifié. On continue auſſi l'u-
ſage des fomentations, &c.

Lorſqu'on a obtenu par ce moyen la
liberté du ventre, on délaye, dans
une pinte & demie de la tiſane émétiſée deux onces de caſſe mondée ;
& l'on continue d'en faire prendre,
toutes les deux heures par verrées,
juſqu'à ce que la malade en ait été legérement purgée. On éloigne alors les
doſes de ce laxatif, pour qu'il ne faſſe
qu'entretenir la liberté du ventre : on
les rapproche, lorſqu'il eſt néceſſaire
de purger.

Pour ce qui concerne la nourriture,
on ne doit d'abord l'augmenter que
par degrés. On donne, toutes les trois

heures, quatre ou cinq onces de bouillon de veau & de volaille. On passe enfuite à la crême de riz ; &, lorfque la fiévre a ceffé, on permet des foupes, des œufs frais, ou un bouillon, du poiffon leger, &c. On fait alors la tifane ordinaire avec les racines de fraifier, de chiendent, & le nître, à la dofe de douze à quinze grains par pinte.

On peut ceffer les cataplafmes, lorfque l'inflammation a fenfiblement diminué : on fait à leur place des embrocations avec les huiles de lys, de camomille, de rofes rouges, autrement huile rofat. On purge tous les cinq à fix jours avec la manne, jufqu'à une entiere guérifon.

Moyens de guérir l'Inflammation du Vagin.

L'inflammation du vagin exige moins de faignées que celle de la matrice : cependant on doit en faire, felon les degrés de la maladie, & l'intenfité de fes fymptomes. La diéte doit être exacte & legere. Les injections émollientes portent fur toute l partie enflammée : par cette raifon elles ne peuvent qu'y produire de bons effets. Tous les autres fecours propofés pour l'inflammation de la matrice conviennent également à celle du vagin.

Abcès à la fuite de l'Inflammation de la Matrice.

Si l'inflammation de la matrice ne fe diffipe pas par réfolution, elle dégénere en abcès, en gangrene ou en cancer. Les fignes qui annoncent l'abcès font de legers friffonnemens aux lombes, au dos, qui s'étendent fucceffivement fur tout le corps ; des pulfations fréquentes à l'hypogaftre vers le *pubis*, & des écoulemens d'humeurs glaireufes par le vagin. La fiévre augmente ; les infomnies font des progrès : les inquiétudes deviennent plus générales ; & l'abfcès perce. Dès ce moment, les malades éprouvent un foulagement fenfible : leur guérifon commence ; & la fuppuration la termine dans peu de jours. Il arrive cependant que, fi les malades font d'ailleurs mal conftituées, la fuppuration fubfifte, prend une mauvaife qualité : les bords de l'ulcere deviennent cal-

leux, & la matrice carcinomateufe. .
Le cancer fe forme, s'établit, conduit
au marafme & à une mort certaine,
précédée de cruelles douleurs.

Cure de l'Abcès de la Matrice, à la fuite de l'Inflammation.

On continue, pendant que l'abcès
fe forme, les mêmes fecours que l'on
a donnés pour modérer l'inflammation. On donne, pour tifane ordinaire,
de l'orangeade ou de la limonade. Le
matin & le foir, on fait prendre quinze
gouttes de la liqueur minérale anodine d'Hoffman dans deux cuillerées à
bouche d'eau de menthe, de tilleul,
ou d'armoife. On foutient les forces,
en rapprochant les prifes des bouillons, ou en les faifant plus fortes. De
tems en tems, on permet quelque
cuillerée à bouche de gelée de viande,
ou bien de crême de riz très-legere.
Si la foibleffe eft exceffive, on donne,
deux fois par jour, quelques cuillerées
à bouche de vin de Bourgogne, ou
bien vingt grains de confection d'hyacinthe.

Lorfque l'abcès a percé, fa guérifon doit être l'ouvrage de la nature,
plutôt

plutôt que celui de l'art. L'orifice de la matrice est exactement fermé ; on ne sçauroit introduire dans sa cavité des injections déterfives. Les injections de cette qualité font, au contraire, très-utiles dans les abcès fuppurés du vagin, parce qu'on les porte immédiatement fur l'ulcere. On les compofe d'une décoction d'orge dans laquelle on fait infufer quelques plantes vulnéraires, telles que le lierre terreftre, les fommités fleuries de mille-pertuis, la bugle, la fanicle. On les rend plus efficaces, en y délayant quelques cuillerées de miel. Lorfque la fuppuration eft vers fa fin, on fait infufer les mêmes plantes dans le vin chaud ; & l'on y ajoûte également du miel.

On doit avoir attention d'entretenir la liberté du ventre, pendant la fuppuration de la matrice & du vagin, avec des lavemens émolliens & de legers laxatifs.

La tifane ordinaire fera, dans la fuppuration de la matrice & du vagin ; une legere décoction d'orge mondé, dans laquelle on fera infufer à chaud quelques feuilles de pulmonaire, ou les fleurs de tuſſilage, avec le miel de Narbonne. On fera prendre, tous les matins, immédiatement avant le premier verre de tifane, cinq à fix gouttes de baume du Pérou liquide, incorporé avec du fucre en poudre.

On délayera, tous les cinq à fix jours le matin, dans le premier verre de tifane, deux onces de fyrop de chicorée compofé, ou une plus forte dofe, ſi la premiere ne produit pas l'effet d'un leger purgatif.

Lorſque l'ulcere de la matrice a dégénéré en cancer, il eſt indiqué à l'hypogaſtre par des douleurs lancinantes, très-violentes, & femblables à des brûlures. On doit alors défefpérer de la guérifon, on ne peut modérer ces douleurs que par le moyen des narcotiques.

Gangrene qui ſurvient à l'Inflammation de la matrice ; ſon danger.

On doit toujours craindre la gangrene, lorſque la matrice ou le vagin font enflammés, & principalement depuis le cinquieme jufqu'au onzieme jour de la maladie. Elle eſt précédée de douleurs violentes dans toute l'étendue du bas-ventre, d'une fiévre considérable, d'altération, d'infomnie, de délire. Ces fymptomes ceffent prefque fubitement : alors la mortification eft décidée; & fouvent les malades meurent, lorfque le public les croit fur le point de guérir.

Méthode préfervative de la Gangrene.

Dès qu'on s'apperçoit de quelque figne avant-coureur de la gangrene, on fait ufage d'une tifane, faite avec la fcolopendre : on y ajoûte par pinte quarante gouttes de la liqueur minérale anodine d'Hoffman, ou bien vingt ou vingt-cinq gouttes d'efprit-de-vitriol. On feconde l'effet de ces remèdes, par l'ufage de la limonade, & principalement par une forte décoction de quinquina, dont on fait prendre fix onces toutes les quatre heures.

SECTION TROISIEME.

Maladies des Femmes en couche, qui proviennent du défordre des Lochies.

CHAPITRE PREMIER.

Lochies ou Vuidanges ; ce que c'eſt ; leur dérangement.

ON entend par lochies, ou vuidanges, une évacuation confidérable & néceſſaire, qui ſe fait par le vagin des femmes en couche, à la ſuite de l'accouchement.

Différences de cette Evacuation.

C'eſt d'abord un ſang qui paroît naturel ; ſon écoulement ne cauſe point de douleur : quelques heures après l'accouchement, il diminue en quantité, coule plus lentement, &

se forme en caillots. Vers le quatrieme ou cinquieme jour, les lochies cessent d'être rouges ; à mesure que la couleur rouge diminue, elles deviennent séreuses.

Les lochies diminuent en quantité, dès que la fiévre de lait commence ? elles se rétablissent après la fiévre, & deviennent laiteuses, ou comme purulentes. Quelquefois elles sont verdâtres, sans avoir de mauvais caractere : on le connoît en ce que les femmes se portent bien d'ailleurs.

Il est de nouvelles accouchées, chez lesquelles la couleur rouge des lochies n'a presque point lieu, ou est dissipée vers le deuxieme jour de l'accouchement. Chez d'autres, elles restent plus ou moins colorées, & quelquefois sanguinolentes, pendant un mois. Il y a des femmes, & c'est un cas rare, qui n'en ont que très-peu, sans en être incommodées. On a remarqué que ces dernieres ont les vaisseaux très-petits, & l'habitude du corps spongieuse. La nature supplée alors aux lochies, par de copieuses sueurs, ou des cours de ventre.

Durée des Lochies.

L'écoulement des lochies n'a pas de tems limité, ni de terme fixe. Il est des femmes chez lesquelles il finit dès le cinquieme ou le neuvieme jour de l'accouchement : chez d'autres, il subsiste jusqu'au quinzieme jour de la couche ; & souvent il dure jusqu'à un mois & six semaines, quelquefois plusieurs mois, & même une année entiere. Lorsque cette évacuation est prolongée aussi long-tems, elle dégénere souvent en fleurs blanches. Quelquefois il s'établit à sa suite un suintement sanguinolent, dont la guérison est très-difficile. Il n'est point rare qu'il ne se forme alors, dans la matrice, des polypes, des tumeurs, des ulceres, des cancers.

Lochies bonnes & mauvaises.

Les bonnes lochies sont celles dont l'écoulement est proportionné au tempérament des malades, & qui changent de couleur par degrés, en devenant de rouges, blanches, & ensuite laiteuses & purulentes. Les mauvaises sont celles qui conservent, après le quatrieme ou le cinquieme jour de l'accouchement, une couleur sanguinolente ou rougeâtre; celles qui, après ce tems sont jaunâtres, ou qui menent des caillots de sang; les glaireuses; celles qui causent des irritations, des ulcérations à la matrice, au vagin, à la vulve; celles qui sont rouillées ou corrompues, qui exhalent une odeur forte & désagréable.

Source générale des Lochies.

La matrice fournit l'écoulement des lochies. Les vaisseaux & le tissu cellulaire de ce viscere s'étendent, se dilatent dans la grossesse, s'engorgent de sang, de lymphe & de sérosité. Ces fluides ne parcourent qu'avec lenteur les routes de leur circulation, afin de préparer, selon les loix de la nature, la substance nourriciere du fœtus. Dès que l'enfant est né, la matrice se resserre, ses vaisseaux & son tissu cellulaire sont comprimés par son resserrement qui gagne de plus en plus. Les liquides surabondans jaillissent par les embouchures de ſes vaiſſeaux qui ſont reſtés ouverts par le déchirement du *placenta*, & s'écoulent par le vagin. Les gros vaiſſeaux fourniſſent d'abord le ſang ; & les autres, des humeurs lymphatiques qui prennent des caracteres différens, ſelon le ſéjour qu'elles font dans la matrice, ou ſelon les qualités de la maſſe des liquides qui les fournit. Les vaiſſeaux de la matrice doivent donc perdre après l'accouchement l'excédent des liquides dont ils étoient remplis pendant la groſſeſſe, à proportion du reſſerrement du diametre de leurs calibres. Tous les liquides qui ſont au-delà de cette proportion ſont, dans la matrice, ſurabondans, y deviennent étrangers, nuiſibles, & cauſent des maladies, ſelon leur nature.

Symptomes généraux, occaſionnés par le dérangement des Lochies.

Les lochies trop abondantes ſont des pertes qui affoibliſſent les malades, & les font tomber en langueur. Si elles diminuent ou ceſſent trop promptement, il ſurvient des maladies plus ou moins violentes, ſelon c ces accidens fe rapprochent de l'accouchement. Si elles font de mauvaise qualité, elle produifent, dans la matrice des vices particuliers, felon leur nature, & felon les caufes qui les ont faites dégénérer.

Symptomes occafionnés par des Lo-chies trop abondantes.

Leurs fymptomes font, d'abord après l'accouchement, les mêmes que ceux qui furviennent dans les pertes rouges, occafionnées par le relâchement des vaiffeaux de la matrice, mais moins violens. Les lochies trop abondantes, après la fièvre de lait, conduifent infenfiblement les malades à l'épuifement, à des langueurs, à des maladies chroniques dangereufes, & fouvent mortelles.

Symptomes des Lochies trop diminuées, ou fupprimées.

Ces fymptomes font des étouffemens, des palpitations de cœur, des douleurs & pefanteurs de tête, avec des propenfions au fommeil, des apoplexies, des crachemens de fang, des douleurs aux mammelles, aux lombes, aux reins ; des délires, des convulsions, des érétismes douloureux de *l'abdomen* ; une fiévre continuë avec le pouls foible & fréquent ; des éruptions pourprées de différentes especes ; des inflammations à la matrice, aux entrailles, à la plévre, aux poumons ; des foiblesses, des syncopes, des sueurs ou des cours-de-ventre colliquatifs, des fiévres hectiques, des jaunisses.

L'apoplexie qui provient des lochies, dont il se fait une métastase à la tête, survient ordinairement quinze ou seize heures, ou deux jours après un accouchement souvent des plus heureux. Elle est annoncée par de legeres disparates, par une parole vive & précipitée, par un delire absolu, & bientôt par des syncopes qui sont terminées par une mort très-prompte.

Tous ces symptomes sont dangereux, & souvent très-violens & mortels, dans les suppressions totales des lochies, sur-tout les premiers jours après l'accouchement, lorsque l'écoulement est encore rouge : ils le sont moins ensuite ; ils demeurent en force, en violence & en danger , felon la diminution des lochies , ou felon qu’ils font plus éloignés de l’accouchement.

Symptomes des Lochies de mauvaiſe nature.

Les malades reſſentent des tiraille-mens, des peſanteurs dans le bas-ventre , des douleurs vers l’os *pubis*, des irritations au vagin , à la vulve : il ſurvient dans ces parties des phlogoſes & des inflammations. Ces ſymptomes ſont ſuivis d’angoiſſes , d’inquiétudes dans tout le corps , de ſommeils entre-coupés, d’affections ſpaſmodiques , de convulſions , de mouvemens fébriles, de ſiévres lentes. Les digeſtions ſe dérangent , ſe pervertiſſent , par un effet de ces déſordres : toutes les fonctions déclinent ; la ſiévre augmente : il s’établit des ſueurs nocturnes , des obſtructions au foie , au méſentere ; des tumeurs à la matrice , des ulceres , des cancers , &c.

Cauſe des Lochies trop abondantes.

Lorſqu’à la ſuite de l’accouchement,

les embouchures des vaiſſeaux de la matrice reſtent trop ouvertes & perdent de leur reſſort, pour avoir été forcées par l'abondance des vuidanges, pour avoir été relâchées par leur qualité, par une diſpoſition du ſang à la diſſolution, ou par la débilité du tempérament des malades, les lochies deviennent trop abondantes, & ont trop de durée: la maſſe générale des liquides fournit à l'écoulement, & s'épuiſe; de là les ſymptomes dangereux de cette maladie.

Cauſes de la diminution & de la ſuppreſſion des Lochies.

Ces cauſes ſont l'irritation de la matrice; les meurtriſſures, les plaies, les déchirures, les contuſions de ce viſcere ou des parties qui en dépendent; le froid, les excès dans la maniere de vivre, les remèdes échauffans; la fiévre, l'inflammation, les vives douleurs, les cours-de-ventre, les paſſions de l'ame, le ſaiſiſſement, la ſurpriſe, une peur ſoudaine, la crainte, l'inquiétude, le chagrin, la joie.

Causes des Lochies de mauvaise nature.

Les lochies de mauvais caractere proviennent de vices scorbutiques, d'appauvrissement de la masse des liquides, de fiévres lentes ou aiguës, d'embarras, & d'obstructions dans les visceres du bas-ventre, principalement de la matrice ; de corps étrangers retenus dans ce viscere, du relâchement de ses vaisseaux, par l'effet de tumeurs, de fleurs blanches invétérées, &c.

Méthode curative des Lochies trop abondantes.

Les lochies trop abondantes, avant la fiévre de lait, tiennent de la nature des pertes de sang, qui proviennent du relâchement des orifices des vaisseaux : elles se confondent & exigent les mêmes secours.

On juge que les lochies font trop abondantes, après la fiévre de lait par leur quantité & par la foiblesse des malades, qui augmente sensiblement, sans qu'on puisse en soupçonner d'autre caufe. Dans cet état, les membranes de la matrice, qui répondent à fa cavité, ne peuvent être qu'humides, baveufes, & enduites d'humeurs glaireufes : ce font autant de caufes multipliées de relâchement, qu'il eft effentiel de diffiper. Alors on a recours à des apozèmes, legérement purgatifs & toniques, dont on fait prendre trois prifes, tous les matins, en obfervant une heure & demie d'intervalle, de l'une à l'autre.

P. *De Tamarins, une once.*

De Polipode de Chéne, demi-once.

Faites bouillir, pendant demi-heure, dans une livre & demie d'eau de fontaine : jettez-y, quatre minutes avant d'ôter le pot du feu,

De Feuilles de Scolopendre,

De Chicorée fauvage, de chaque demi-poignée.

De Rhubarbe concaffée, un gros.
Laiffez infufer un quart d'heure : paffez par une étamine ; divifez en trois prifes égales, pour l'ufage prefcrit.

On doit continuer, pendant plufieurs jours, ces apozèmes. S'ils purgeoient trop par leur long usage, on diminueroit la dose de la rhubarbe. On fera fondre, de loin en loin, une once & demie, ou deux onces de manne, le matin, dans la premiere prise de ce remede.

Pour boisson ordinaire, on donnera une eau de riz, ou de gruau, très-legere, dans laquelle on fera infuser du cresson de fontaine ou du cerfeuil. La nourriture sera composée de farineux, de mouton, de volaille, de gibier.

Si les lochies restent abondantes, malgré ce secours; un mois après l'accouchement, les malades prendront, le matin, l'après-midi, & le soir en se couchant, hors le tems de la digestion, deux ou trois tasses d'infusion de plantes détersives, astringentes & vulnéraires, telles que l'hélianthême, la grande vulnéraire, la renouée, la bourse-à-pasteur, le plantain. On adoucira chaque tasse d'infusion, avec une cuillerée à café, de syrop de limons. Les malades prendront, tous les matins, immédiatement avant la premiere tasse d'infusion, cinq à six gouttes de baume de Copahu incorporé avec un peu de sucre en poudre.

Pendant l'ufage de ces infufions, elles reprendront, de tems en tems, celui des apozèmes ci-deffus, en continuant les infufions, les après-midi & le foir à l'ordinaire.

L'ufage des aftringens, dans tous les écoulemens de la matrice, exige les plus férieufes précautions : on ne doit jamais s'en fervir dans les commencemens des pertes ; car ces remèdes rendroient la circulation du fang irréguliere. D'ailleurs, s'ils font employés trop tôt, ils augmentent les pertes, en précipitant dans le fyftême général des vaiffeaux ce liquide preffé & comprimé par le refferrement de leurs calibres. Alors le fang fe porte avec plus de précipitation vers la matrice, y caufe de plus grands engorgemens, ou s'échappe avec plus d'abondance, par les bouches ouvertes des vaiffeaux de ce vifcere ; dé-là des fiévres, des inflammations, des abcès, des varices, des hémorrhoïdes dangereufes, des régles irrégulieres, des fuintemens fanguinolens, qui deviennent habituels, des concrétions polypeufes à la matrice, &c.

Cure de la diminution & de la sup-
preſſion des Lochies.

Lorſque la diminution ou la ſuppreſſion des lochies proviennent de
l'irritation de la matrice, la ſaignée
du bras eſt eſſentielle : il faut même
la réitérer ſelon les circonſtances, &
ſelon les forces des malades. La ſai-.
gnée, ſi elle n'eſt pas trop retardée,
prévient l'inflammation ou en modere
le progrès. Il ſeroit préjudiciable de
s'en laiſſer impoſer par les préjugés
du public. Quels qu'ils ſoient, il faut
ſaigner, lorſque cette opération eſt
indiquée, quand bien même les malades ſeroient couvertes de taches
pourprées, ou baignées dans la ſueur.
Ces accidens ſont toujours ſymptomatiques, au commencement de la
diminution ou ſuppreſſion des lochies,
ſur-tout lorſqu'elles ſont encore rouges : ils ne peuvent point s'oppoſer
aux ſecours néceſſaires à la maladie
dont ils proviennent. Si les ſaignées
du bras ne rétabliſſent pas l'écoulement, & s'il n'y a pas d'inflammation à la matrice, on fait utilemem
une ſaignée du pied. La ſaignée du

pied feroit indifpenfable , fi , avec la
diminution de la douleur & de l'érétifme de *l'abdomen* , on s'apperce-
voit de quelque fuintement fanguino-
lent par le vagin.

S'il furvient, après les faignées, des
fueurs ou des cours-de-ventre , ou
toute autre évacuation, qui foulagent
les malades, il ne faut pas les troubler : ce font des crifes qui , pendant
leur durée donnent l'exclufion aux remèdes , & fur-tout aux faignées. On
favorife ces évacuations par une ample boiffon ; & , s'il refte après elles
quelque fymptome qui paroiffe dangereux, il exige de nouveau le fecours
de l'art.

On fait boire, chaque demi-heure,
une taffe d'infufion de quelque plante
émolliente ; de fleurs de bouillon-
blanc , de mauve, de guimauve, de
violettes , de mélilot. S'il furvient des
fueurs quelques jours après la fiévre
de lait , elles peuvent être critiques :
on diftingue fi elles le font , par la diminution des fymptomes. On fe fert
alors de legeres infufions de véronique mâle, de thé , de fleurs de fureau , de coquelicot.

On seconde ces remèdes par des potions anti-spasmodiques (*a*), par des lavemens émolliens & des fomentations, ou des embrocations sur le bas-ventre, de la même qualité (*b*).

Lorsque la suppression des lochies continue après la fiévre de lait, avec les mêmes symptomes qui existoient auparavant, on doit employer les mêmes remèdes, à moins qu'il ne survienne des indications qui en exigent de différens.

Les dérangemens des lochies peuvent s'établir après la fiévre de lait, de même qu'auparavant : ils exigent alors les mêmes secours. Il faut cependant employer par préférence les laxatifs, & les purgatifs ménagés, afin de faire diversion à l'humeur laiteuse, & afin qu'elle ne se porte pas sur les visceres. Le désordre des lochies suppose toujours celui du lait, & le dérangement de celui-ci cause dans les lochies des altérations sensibles ; de sorte qu'après la fiévre de lait, les ma-

____

(a) *Voyez* le chapitre *des Convulsions.*
(b) *Voyez* le chapitre *de l'Inflammation.*

ladies des femmes en couche font presque toujours compliquées.

Les secours les plus efficaces, que l’on puisse donner dans ces circonstances, sont d’émétiser les tisanes, en mettant un grain de tartre stibié, sur une pinte & demie de la boisson; ou bien l’on en fait fondre deux grains dans un demi-setier d’eau, dont on mettra une cuillerée à café, ou à bouche, dans chaque prise de tisane & de bouillon.

La boisson, ainsi aiguisée, lâche le ventre & le tient libre. Bien loin de provoquer l’irritation des entrailles, & d’augmenter l’érétisme de l’*abdomen*, elle produit l’effet d’un apéritif émollient, d’un laxatif doux : elle est très-propre à modérer les symptomes de la maladie, & à y remédier.

Dès que les symptomes commencent à diminuer par ce moyen, on rend, tous les deux ou trois jours, les évacuations plus abondantes, en faisant prendre, dans la matinée, trois verres, en différens tems, d’eau de casse émétisée : on met, à cet effet, dans chaque verre deux cuillerées à bouche d’eau émétisée.

Si, malgré ces fecours, les malades ont des naufées, des envies de vomir, la bouche mauvaife, la langue chargée, on peut fans danger, dans le cas où il n'y a point d'inflammation dans les vifceres, rapprocher les dofes de la boiffon émétifée, ou augmenter le nombre des cuillerées., jufqu'à ce que la malade ait vomi une ou deux fois : on en reprend enfuite l'ufage ordinaire.

Il n'eft point de maladie qui exige des fecours auffi preffans que l'apoplexie occafionnée par la fuppreffion des vuidanges. Il faut avoir recours, dès qu'on s'apperçoit du moindre fymptome qui l'indique, à la faignée du pied, qu'on réitere une heure après, & autant de fois qu'il eft poffible, fans faire tomber les malades dans l'épuifement. Il faut, en même tems, couvrir la nuque & les omoplates d'emplâtres véficatoires, & en appliquer à chaque jambe. On fera prendre d'ailleurs, chaque demi-heure, fix onces d'une forte décoction de féné, jufqu'à ce qu'on en ait obtenu des évacuations confidérables par les garde-robes.

On se sert librement, après le tems
de la fiévre de lait, pour favoriser l'é-
coulement des lochies, ou pour le rétablir, d'apozèmes, faits avec la chicorée sauvage, la bourrache, la buglose, la poirée, ou d'autres plantes
de cette qualité. Il est rare que, selon l'usage ordinaire, on donne ces
aposèmes seuls. Il convient même de
les rendre plus ou moins laxatifs, selon les circonstances, en y ajoûtant
quelque syrop qui ait cette vertu,
comme celui de pommes, ou de chicorée composés, de fleurs de pêcher,
ou de roses solutif. On fait prendre
trois prises de ces apozèmes, tous les
matins en différens teins: on ajoûte à
la premiere prise, ou aux deux premieres, une once de syrop : tous les
trois ou quatre jours, ou dans des
tems plus éloignés, on en augmente
la dose jusqu'à deux & trois onces,
pour rendre les apozèmes purgatifs,
lorsque les indications l'exigent.

Effets de l'usage abusif du Sel de duobus *& des autres Emménagogues.*

Il s'est établi un usage abusif parmi
les accoucheurs, les sages-femmes, &

même parmi les gardes des malades ; c'est d'employer le sel de *duobus* à tout propos, tant pour prévenir les maladies des femmes en couche, de toutes les especes, que pour les guérir. On le donne indifféremment dans des apozèmes, des tisanes, des bouillons, tous les jours, depuis un jusqu'à deux & trois gros. Ce sel n'agit que par irritation : ce n'est que par la violence qu'il fait sur les membranes des entrailles qu'on en obtient des évacuations. Comme la diminution extraordinaire des vuidanges, leur suppression & leur mauvaise qualité ne proviennent le plus souvent que de quelque cause irritante, le sel de *duobus* ne peut qu'augmenter cette cause, & concourir à diminuer une évacuation nécessaire, au lieu de la provoquer & de la soutenir.

C'est à cette dangereuse pratique que l'on doit attribuer une grande partie des accidens qui surviennent aux femmes en couche. Ils sont les mêmes que ceux qu'occasionnent les emménagogues, ou apéritifs puissans, & les purgatifs violens. Plus on fait usage de ces remèdes, près de l'accouchement, plus ils sont nuisibles. Ils sont

dangereux dans tous les tems des couches, pour peu qu'il y ait d'irritation
à la matrice, aux entrailles, ou aux
plexus nerveux des viſceres du bas-
ventre. Ils cauſent des ſommeils in-
quiets & agités, des vertiges, des
anxiétés dans les entrailles, des ſuppreſſions d'urine & de garde-robes;
des douleurs, des fiévres, des météoriſmes de l'*abdomen*, des chaleurs
inſupportables, des délires, des mé-
lancolies, des fiévres, &c.

*Moyens de remédier aux mauvais ef-
fets du Sel de* duobus *& des
autres Emménagogues.*

On remédie au mauvais effet des
ſels, & des apéritifs donnés mal-à-
propos, par des ſaignées réitérées, ſelon les ſymptomes de la maladie; par
des demi-bains, des bains, des émulſions faites avec les ſemences froides,
& celle de pavot blanc; par des tiſanes faites avec des plantes émollientes. On fait prendre, deux fois par
jour, le matin & le ſoir, deux ou trois
grains, chaque fois, de camphre incorporé avec du ſucre en poudre. On
fait

fait usage, tous les soirs, aux heures du sommeil, d'une potion composée

D'Eaux de Coquelicot,

De Bourrache, de chaque une once.

De la Liqueur minérale anodine d'Hoffman vingt gouttes.

De Syrop de Stæchas, demi-once, pour une prise.

Dans le cas d'une insomnie obstinée, on peut ajoûter à cette potion

De Laudanum liquide de Syaenham, dix à douze gouttes,

On continue l'usage de ces remèdes, jusqu'à ce que le sommeil soit tranquile, & jusqu'à ce que les symptomas de l'irritation soient dissipés.

Circonstances où l'on doit se servir des Sels neutres, & des Apéritifs emménagogues ; Précautions qu'il faut prendre pour qu'ils ne soient pas nuisibles.

Lorsqu'à la suite des remèdes déja proposés pour rétablir les différens dérangemens des lochies, on s'apperçoit que les symptomes de l'irritation sont dissipés, que l'*abdomen* a repris sa souplesse, que la matrice & les au-

tres viſceres du bas-ventre ne ſouffrent plus de l'irritation, & que, malgré ce calme, les lochies ne ſe rétabliſſent pas, on peut faire uſage des
ſels neutres, tels que le ſel végétal,
ceux d'Epſom, de Seignette, de Glauber, de *duobus*. Comme ce dernier
eſt le plus irritant, & que quelquefois il eſt cauſtique, pour être mal.
préparé, je ne lui donnerois point la
préférence ſur les autres. Lémeri
n'en donnoit jamais au-delà de vingt-
quatre grains : ce devroit être aujour-
d'hui ſa doſe ordinaire. J'avoue que
peut-être on prépare mieux ce ſel,
qu'on ne le préparoit du tems de Lémeri; mais on doit toujours ſe tenir
en garde contre le vitriol dont il peut
reſter ſurchargé, & contre l'infidélité
de ſa compoſition. Quant aux autres
ſels, on peut les donner aux femmes
en couche, lorſqu'ils ſont indiqués,
juſqu'à un gros, & même, de tems
en tems, juſqu'à deux, fondus dans
des apozèmes, ou dans des infuſions
de plantes chicoracées.

Dans les cas, où l'on peut employer
des ſels neutres, on peut auſſi faire
uſage d'emménagogues legers, tels

que les infusions de rhue , de sauge,
d'armoise, de safran ; de sels de genêt ,
de chardon bénit , d'absinthe ou d'armoise : on ne donne que d'un de ces
sels à la fois , depuis huit jusqu'à
quinze grains.

Cure des Lochies de mauvaise nature.

Lorsque les lochies proviennent
d'une source scorbutique, d'un appauvrissement du sang de toute autre qualité , de fièvres lentes , &c. il faut
avoir égard, pour y remédier, à la maladie principale, dont elles dépendent,
ou dont elles font compliquées.

Si , par exemple , des obstructions
des visceres du bas-ventre donnent
à l'écoulement une qualité viciée, on
a recours à des délayans , legérement
apéritifs , tels que les décoctions de
racines d'oseille , de patience , de chicorée sauvage , de pissenlit, &c ; les
infusions de chicorée sauvage , de
bourrache, de buglose , &c. On ajoûte
très-à-propos quinze grains de nître
dans chaque pinte de ces boissons.

Lorsque le vice des lochies provient
de quelque reste de *placenta* dans la
matrice , d'obstructions ou d'engor-

gemens de ce viscere, elles sont rouillées, ou bien glaireuses & sanguinolentes. Dans le premier cas, la guérison est l'ouvrage de la seule nature; & ses moyens sont l'expulsion du corps étranger, ou en entier, ou par la suppuration. Dans les autres cas, l'irritation est marquée, & l'inflammation est à craindre. On prévient, ou l'on modere l'inflammation par la saignée: on donne pour boisson le petit-lait; une décoction d'avoine, de riz; des infusions de feuilles de laitue, de poirée, &c. Les laxatifs legers y sont essentiels, tels que la décoction de tamarins, la manne, la casse. On fait, en même tems, des injections dans le vagin, qu'on insinue jusqu'au col de la matrice. Ces injections doivent être composées d'une décoction d'orge, dans laquelle on fait infuser des fleurs de bouillon-blanc, de mauve, de guimauve, de violettes, avec le miel rosat; & l'on donne, tous les jours, des lavemens émolliens.

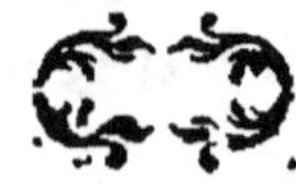

CHAPITRE II.

*Tranchées & Coliques venteuses
des Femmes en couche.*

PEU de tems après l'accouchement, les femmes sont ordinairement tourmentées par des tranchées & des coliques venteuses : les
premieres ont leur siége dans la matrice, & les autres dans les entrailles.

Symptomes des Tranchées.

Dans les tranchées, l'*abdomen* n'est
ni dur, ni tendu, ni douloureux. Les
attaques sont courtes; mais elles ont
les retours fréquens. Les lochies cou-
ent en abondance, en même tems
que les douleurs cessent : ces tranchées ressemblent assez à celles du
travail de l'accouchement.

Symptomes des Coliques venteuses.

L'*abdomen*, dans les coliques venteuses, est dur, tendu, douloureux :
es douleurs sont presque continuel-

les. Lorsqu'elles diminuent ou cessent
pour quelques instans, les lochies ne
coulent point.

Différence des Tranchées & des Coliques venteuses, d'avec d'autres douleurs du bas-ventre.

On ne doit pas confondre avec les
tranchées & les coliques venteuses
les douleurs qui proviennent de convulsions de la matrice, & de la meurtrissure de ce viscere, faite dans la violence d'un accouchement laborieux.
On doit aussi les distinguer de celles
que causent l'inflammation, la suppression des vuidanges. On fait la différence de toutes ces especes de douleurs, par les rapports qu'elles ont
avec les maladies dont elles proviennent : les remèdes en sont les mêmes.

Causes des Tranchées.

Les tranchées des femmes en couche proviennent de ce que la matrice ne se resserre, après l'accouchement, & ne se rétablit dans son état
naturel, qu'avec lenteur, soit par rapport à l'abondance des sucs étrangers

qui engorgent les calibres de ses vaisseaux , soit à cause de l'irrégularité ou
de la débilité des oscillations de leurs
fibres membraneuses, qui en retardent
l'excrétion.

Il est rare qu'il survienne des tranchées dans les premieres couches ,
parce que les fibres, les membranes ,
les vaisseaux de la matrice jouissent de
tout leur ressort , & de toutes les ressources d'une élasticité naturelle. Il
est également rare que les tranchées
soient considérables, après des accouchemens laborieux ; on doit l'attribuer aux grandes évacuations qu'ils
occasionnent. Ces évacuations ex-
traordinaires débarrassent les parois ,
ou le corps de la matrice, de sucs de-
venus étrangers & superflus depuis
l'accouchement : ces évacuations favorisent le resserrement de ce viscere,
préviennent des congestions, &c.

Causes des Coliques venteuses.

On doit attribuer ces causes à un
dérangement des organes de la digestion, principalement du canal intestinal , occasionné par des glaires , des
crudités , par une bile résineuse ; ce

font les fruits ordinaires du mauvais régime qu'on a observé pendant la groffeffe. Toutes ces caufes font propres à irriter les membranes des inteftins, à troubler l'ordre des ofcillations de leurs fibres, & à rendre irréguliers leurs mouvemens périftaltiques. L'air du canal inteftinal en eft retenu, échauffé, raréfié : il en dilate les membranes & les diftend au point de caufer des coliques, ou des fentimens de déchirure, plus ou moins violens, felon la caufe qui les produit.

Cure des Tranchées de la Matrice.

On applique fur le bas-ventre des ferviettes chaudes : on y entretient par ce moyen, une douce chaleur. On réduit la malade au bouillon : on lui fait prendre de legeres infufions de thé, de véronique mâle, de méliffe, de fleurs de tilleul, adoucies avec du fucre, ou du fyrop de capillaire. On applique fur le bas-ventre des cataplafmes d'herbes émollientes : on y fait des fomentations de la même qualité ; & l'on donne des lavemens avec la décoction des mêmes plantes, ou avec du lait. On fait des embrocations avec les huiles de lys, de lin, d'amandes douces, de camomille. Si les tranchées ne cédent point à ces secours, on a recours à la saignée du bras, au petit-lait, à l'eau de veau ou de poulet, pour boisson ordinaire.

Comme tout est spasme & douleur dans cette maladie, il est très à-propos de faire usage, même dès le commencement des tranchées, lorsqu'elles font vives, d'une potion anti-spasmodique, dont on fait prendre une ou deux cuillerées à bouche, toutes les deux heures.

P. *D'Eaux de Coquelicot,*
     De Laitue,
     De Buglose, de chaque
      deux onces.
     De Fleurs d'Orange,
     une once.
De Liqueur minérale anodine d'Hoffman, trente gouttes.
De Castoréum en poudre, quinz grains.
De Syrop de Stœchas, une once
Mêlez pour l'usage prescrit.

E v

Si cette potion ne calme pas les douleurs, on peut substituer, sans inconvénient, au syrop de stæchas, une once de celui de diacode.

Il est rare que, pour les véritables tranchées des femmes en couche, on soit obligé de mettre tous ces secours en usage : elles ne durent, pour l'ordinaire, que deux ou trois jours. Cependant quelquefois, elles se prolongent jusqu'au huitieme jour : il est nécessaire alors de se servir de toutes fortes de moyens pour les modérer, & pour prévenir l'inflammation de la matrice, & la fiévre qui seroit suivie du plus grand danger. La sueur, ou un cours-de-ventre modérés, terminent ces souffrances ; mais l'un & l'autre doivent être l'ouvrage de la nature. On exposeroit les malades à périr, si l'on tentoit d'obtenir ces évacuations par des remèdes sudorifiques, ou par des purgatifs. Il n'est jamais permis, dans ces circonstances, de se servir de purgatifs, avant la cessation totale des douleurs ; il faut même les choisir alors dans la classe des plus doux & des moins irritans.

Cure des Coliques venteuses des Femmes en couche.

Si la colique est violente , l'*abdo-men* météorisé , avec un mouvement fébrile ; si le pouls est concentré, la saignée du bras est nécessaire pour prévenir l'inflammation. On fait prendre du petit-lait pour boisson ordinaire, ou bien de l'eau de veau. Il est essentiel de faire fondre un grain de tartre émétique dans une pinte & demie de l'une ou de l'autre de ces boissons, ou sur deux pintes , si l'irritation est très-violente. On fait sur l'*abdomen* des fomentations, & des embrocations, avec la décoction des plantes émollientes, & avec des huiles de cette qualité , de même que dans la cure des tranchées des femmes en couche. On doit également faire usage de la potion dont la formule est insérée dans le même article. Il est essentiel de donner, tous les jours, deux ou trois lavemens émolliens, & d'ajoûter dans chacun trois ou quatre onces d'huile de lin, la plus fraîche qu'il soit possible de se procurer. Des demi-bains, deux fois par jour, char-

gés d'une décoction de plantes émollientes, fecondent parfaitement tous
ces fecours : on en obtient fouvent
le fuccès le plus heureux.

Lorfque la colique a fenfiblement
diminué, on fait prendre, trois fois
par jour, demi-once de caffe mondée, delayée dans du petit-lait : on
ajoûte à chaque prife un quart de
grain de tartre ftibié. Il faut obferver
trois ou quatre heures d'intervalle
d'une prife à l'autre. Lorfque la liberté du ventre eft établie par ce
moyen, il eft tems de purger avec
deux onces & demie de manne, &
une once d'huile d'amandes douces,
dans une infufion de bourrache ou
de capillaire : on réitere plufieurs fois
ce purgatif, en mettant deux ou trois
jours d'intervalle de l'un à l'autre.

CHAPITRE III.

Des Convulsions & des Mouvemens convulsifs des Femmes en couche.

LES convulsions en général sont des contractions involontaires & violentes des fibres nerveuses, membraneuses, musculeuses, & de la substance des muscles de toutes les parties du corps, sur-tout de celles du tronc & des membres.

Lorsque ces organes ne se contractent que par parties, & successivement, ce sont des mouvemens convulsifs ou spasmodiques. Lorsqu'un seul se contracte en totalité, ou dans ses différentes parties, ce sont des convulsions particulieres, connues sous le nom de *crampes*. Les femmes en couche sont sujettes, sur-tout dans les premiers jours après l'accouchement, à ces sortes de contractions ; principalement au col de la matrice, à celui de la vessie & au sphincter de l'anus. Il s'ensuit des suppressions, des rétentions, des vuidanges, des urines, des conftipations obftinées. Les matieres retenues foutiennent ces contractions, & les rendent plus violentes par les irritations qu'elles font fur ces organes délicats.

Signes qui préfagent les Convulfions.

Il eft des convulfions qui faififfent tout-à-coup les malades, fans être précédées d'aucun figne qui les indique : il en eft d'autres qui font annoncées par des friffons, fur-tout aux extrémités, par des fourmillemens dans tout le corps, des bâillemens, des étouffemens, des pandiculations & des tremblemens ; par l'inégalité, la dureté & la contraction du pouls ; par des palpitations de cœur, des étouffemens, une difficulté de la déglutition dont le méchanifme eft, à tout inftant, follicité ; par des befoins fréquens d'uriner, & par des urines claires & limpides comme l'eau de roche.

Symptomes des Convulfions.

On a déja vu que ces fymptomes

s'annoncent par des suppressions, des retentions des vuidanges, des urines, des constipations obstinées.

Les contractions spasmodiques du col ou de l'orifice de la matrice suppriment les vuidanges ou les retiennent. Il se forme dans la cavité de ce viscere des grumeaux de sang, ou d'humeurs glaireuses qui, en irritant l'orifice, en augmentent les contractions, les soutiennent, font obstacle, & s'opposent à son relâchement, par des irritations continuées & soutenues.

Les crampes, ou contractions spasmodiques du col de la vessie, ne permettent point d'évacuation d'urine. S'il s'en échappe quelque goutte, il paroît par sa couleur limpide, qu'elle ne coule que par infiltration, & par un effet de l'irritation.

La contraction de l'*anus* est quelquefois si forte & si obstinée, que les malades ne rendent par cette voie, ni vents, ni excrémens. Il est même très-difficile d'introduire dans le fondement la plus petite cannulle. On a vu rendre, par la bouche, des lavemens qu'on avoit introduit, dans le *rectum*, avec la plus grande difficulté.

Causes des Convulsions & des Mouvemens convulsifs.

LES convulsions, les mouvemens convulsifs & les crampes proviennent d'un nombre de causes différentes, que l'objet de cet ouvrage ne permet pas de suivre & de développer : je me borne aux causes de ces accidens chez les femmes en couche.

Ces causes sont des pertes trop abondantes, des suppressions des vuidanges, une irritabilité habituelle du genre nerveux, souvent excitée par des douleurs, des surprises, des craintes ; par des odeurs fortes, &c.

Signes qui indiquent les différentes causes des Convulsions des Femmes en couche.

ON distingue les convulsions qui proviennent de pertes, par l'abondance de celles-ci, par l'abbatement des forces des malades, par la débilité de leurs fonctions.

Celles qui dépendent de la suppreſſion des vuidanges ſe manifeſtent par le défaut de l'évacuation des lochies, par quelque caillot de ſang retenu dans la matrice, par les ſymptomes qu'il occaſionne, par des défaillances, des érétiſmes, des ſenſibilités douloureuſes de *l'abdomen*, des inquiétudes dans tout le corps, des étouffemens, des hoquets, des douleurs de tête.

Les convulſions, qui proviennent de l'irritabilité du genre nerveux, ſont marquées par des chaleurs, des rougeurs & des pâleurs ſucceſſives & momentanées, qui s'élevent ſur tout le corps, & principalement au viſage ; par des agitations, des tremblemens ; par une reſpiration, tantôt entre-coupée, tantôt lente & foible, juſqu'à faire craindre ſon extinction.

Les crampes dépendent d'une pareille irritation du genre nerveux. Les contractions, qui les caractériſent, ſuppriment les fonctions des parties des viſceres qui en ſont affectés, juſqu'à une mort inévitable, pour peu qu'elles ſoient de durée : tous les au-

tres symptomes des convulsions sont
également dangereux.

Méthode curative générale des Con-
vulsions & des Mouvemens convul-
sifs des Femmes en couche.

Lorsque les convulsions proviennent de pertes de sang, ou de suppression des vuidanges, il faut donner
toutes sortes de secours efficaces,
pour modérer les premieres, les faire
cesser, & pour provoquer les autres.
On en trouve, en général, les moyens
dans les Chapitres de cet ouvrage,
où il est traité de ces accidens.

Cependant, comme le genre nerveux joue le principal rôle dans tous
les cas de convulsions, il faut donner
une attention particuliere aux irritations & aux irrégularités qui lui sont
propres, les modérer, les calmer,
& rapprocher les oscillations de ses
fibres le plus près possible de leur
élasticité naturelle.

Cure particuliere des Convulsions qui
proviennent de pertes de sang.

Outre les remèdes que l'on met en

usage, pour remédier aux pertes de sang, on doit considérer, dans le cas de convulsions, l'état actuel des solides & des liquides : ces derniers, dans le fort de la perte coulent dans le désordre ; l'action systaltique des autres est irréguliere ; cette irrégularité augmente à proportion de l'épuisement que les pertes occasionnent. Le relâchement & l'atonie sont les suites ordinaires de ces accidens : tout concourt à favoriser l'épuisement. Bientôt la débilité des organes s'établit ; les fonctions déclinent ; la foiblesse augmente, devient générale, & menace d'une extinction prochaine.

Dans le premier cas, celui dérétisme & de désordre, la saignée du bras fait une diversion nécessaire de l'écoulement contre nature, & modere l'irrégularité des solides. On donne, dans le même objet, des boissons délayantes, les infusions de laitue, de pourpier, de langue-de-chien, de fleurs de nénuphar ; des émulsions avec les quatre semences froides, adoucies avec le sucre, ou avec des syrops, tels que celui de nénuphar ou de violettes : on se sert utilement, deux fois par jour, du syrop de Karabé, à la dose de demi-once chaque fois.

Dans le cas de relâchement, on a recours aux infusions de pouliot, de petite sauge , de petit muguet, de pimprenelle, adoucies avec les syrops de stæchas, de pivoine, d'armoise ou d'écorce d'orange.

Lorsque les convulsions résistent à ces secours, on ajoûte à une tasse d'infusion de quelqu'une de ces plantes, depuis vingt jusqu'à vingt-cinq gouttes minérales anodines d'Hoffman : on peut donner la même dose deux fois par jour, le matin & le soir ; ou bien on fait prendre, toutes les heures, une ou deux cuillérées à bouche de la potion suivante.

P. *D'Eaux distillées de Tilleul, deux onces.*

De Menthe ,
De Fleurs d'O-
range, de cha-
que une once.
De Liqueur minérale anodine
d'Hoffman, trente gouttes.

D'Essence de Castoréum, dix gout-
tes.

De Syrop de Stœchas, demi-once.
Mêlez le tout pour une potion.

Lorsque les convulsions se font modérées, on éloigne les prises de la
potion : lorsqu'elles ont cessé, on
continue d'en faire prendre, trois
ou quatre fois par jour, pour soutenir
le ton des solides.

Si, malgré ces précautions, les convulsions recommencent, on donne, le
matin & le soir deux ou trois grains
de camphre, pourvu que la malade
en puisse supporter l'odeur : on le
dissout dans une cuillerée de syrop
d'armoise ou de pivoine ; on y ajoûte
sept à huit grains de *castoréum* en
poudre, tout cela, sans préjudice de la
potion ordinaire, & de plusieurs tasses par jour, en différens tems, d'infusion de menthe, de tilleul, &c.

Cure des Convulsions qui proviennent
de la suppression des Lochies.

On tente tous les moyens possibles
pour rétablir cette évacuation nécessaire, ou pour y suppléer par les res-

fources de l'art , felon la méthode établie dans le Chapitre qui concerne fa fuppreffion.

Les fecours propres à rétablir les lochies font les plus efficaces qu'il foit poffible d'employer pour calmer les convulfions & pour les guérir.

Cependant, fi les convulfions fe foutiennent, on fait un ufage plus fréquent de demi-bains & de bains entiers ; de boiffons délayantes, & d'émulfions. On prefcrit en même tems l'ufage des pilules fuivantes, dont on fait prendre trois fois par jour, le matin à midi, & le foir, à la dofe de quatre, chaque fois.

P. *De Sagapénum,*

De Galbanum , de chaque demi-gros.

De Karabé , un fcrupule.

D'Affa-fœtida,

De Camphre , de chaque quinze grains.

D'Opium lavé , deux grains.

D'Huile de Succin, quatre gouttes.

Faites-en, felon l'art, des pilules de trois grains chacune, avec le fyrop d'ar-moife.

Outre ces secours, on fait usage, de tems en tems, de la potion calmante, dont la formule est insérée dans l'article précédent. On doit avoir soin, dans le déclin de la maladie, de lâcher le ventre, & de purger avec menagement, selon les indications fournies par les symptomes de la couche, & par l'état du genre nerveux.

Cure des Convulsions qui proviennent d'une irritabilité trop grande du genre nerveux.

Tout agace le genre nerveux, lorsqu'il a contracté une irritabilité excessive : la moindre chose alors lui suscite des mouvemens spasmodiques, ou le met en convulsion. Dans cet état d'irrégularité, les fibres nerveuses ont pris un ton trop rehaussé ; ou bien elles manquent d'un ressort suffisant pour accomplir une élasticité nécessaire à leurs fonctions. Le premier cas se manifeste par la force du tempérament des malades, par leur vivacité, & par la violence des mouvemens convulsifs, ou des convulsions :

l'autre s'annonce par la foiblesse du tempérament, par la fréquence & la débilité des mouvemens convulsifs, & des convulsions.

Cette seule différence indique les moyens qu'il faut mettre en usage pour remédier à ces accidens. Ces moyens sont les mêmes que ceux qui sont indiqués dans les articles précédens, pour remédier aux mouvemens spasmodiques, & aux convulsions qui prennent leurs causes dans les engorgemens, la roideur & l'irritation, & à ceux qui proviennent de la foiblesse & de l'épuisement.

Moyens de remédier aux Convulsions particulieres, ou crampes du col de la Matrice, de celui de la Vessie ou du Sphincter de l'Anus.

On n'a pas le tems, dans cet état critique, & qui est toujours accompagné d'un danger imminent, de chercher à dilater ces organes par les fomentations : on ne peut pas porter une main téméraire dans le col de la matrice, pour le dilater & le délivrer des caillots qui s'y sont formés,

comme

comme on le devroit dans d'autres cas & dans d'autres circonſtances. Il ne reſte, contre une mort prochaine, qu'une ſeule reſſource, qu'un ſeul remède ; c'eſt l'*opium*.

On donne l'*opium* par demi-grain. Comme le cas eſt des plus preſſans, on réitere cette doſe, chaque demi-heure, pendant trois, quatre fois, & même davantage, ſi les circonſtances l'exigent. Dès que ce remède commence d'agir, l'orifice de la matrice ſe ramollit ; ſa réſiſtance diminue, ceſſe : les grumeaux s'échappent ſouvent par leur propre poids, ſans d'autre ſecours ; & les lochies reprennent leur cours ordinaire.

Il en eſt de même des crampes du col de la veſſie & du ſphincter de l'*anus* : l'*opium* rétablit les évacuations qui ſe font par ces voies, & favoriſe en même tems celle des lochies, bien loin de leur nuire, & de leur être contraire.

Cependant l'*opium* a été proſcrit, par un préjugé mal entendu, dans les maladies des femmes en couche, ſous prétexte qu'il ſupprime les évacuations de la couche. Cette opinion eſt contraire à la phyſique du corps

humain, à l'expérience & à l'obſer-
vation : elle eſt auſſi fauſſe que dangereuſe.

La douleur & l'irritation ſont , à
la ſuite de l'accouchement, les cauſes
principales des dérangemens des lochies ; ſi l'on ôte ces cauſes, l'évacuation ſe rétablit. L'*opium* eſt le
vrai ſpécifique de la douleur & de l'irritation. Pourquoi ne ſe ſerviroit-on
pas de ce remède ſalutaire dans la
couche , pour modérer des ſymptomes redoutables , & ſouvent très-
funeſtes ? On doit donc ſe raſſurer
ſur ſes prétendus mauvais effets dans
les maladies des femmes en couche ,
lorſque la douleur & l'irritation en
indiquent l'uſage, & l'exigent : il eſt
même eſſentiel & néceſſaire dans les
tranchées utérines. Ces tranchées, lorſqu'elles ſont modérées, favoriſent l'é-
vacuation des lochies ; ſi elles deviennent fortes & violentes, elles font
un effet contraire , & les ſuppriment.
Dans ce cas dangereux , l'*opium*
calme les douleurs, en modere l'excès , ôte les obſtacles qui s'oppoſent
à l'évacuation, & la rétablit.

Il eſt cependant à propos de ménager les doses de ce remede, de façon que, par son effet, il n'ôte que les douleurs excessives, sans affoiblir les nécessaires. En général, on ne doit pas donner l'*opium*, dans les maladies des femmes en couche, à des doses assez fortes pour engourdir les organes, dans la crainte de troubler leurs fonctions ; ce seroit affoiblir leur élasticité, au lieu de la rétablir, & au lieu de la soutenir dans l'ordre de la nature, & vis-à-vis ses fonctions.

CHAPITRE IV.

Du Vomissement des Femmes en couche.

LES femmes en couche font sujettes à des vomissemens qui suivent immédiatement l'accouchement, ou qui surviennent peu de tems après : on en distingue six especes différentes.

Dans la premiere espece, les malades vomissent les alimens, peu de tems après les avoir pris.

Dans la deuxieme, elles ont le

même vomissement, mais avec douleur & sensibilité.

Dans la troisieme, les matieres
sont grisâtres, noirâtres, fétides.

Dans la quatrieme, ce sont des
humeurs bilieuses, âcres, irritantes,
& comme corrosives.

Dans la cinquieme, les malades vomissent le sang, tel qu'il est dans les vaisseaux : quelquefois il sort par caillots,

Dans la sixieme, le sang est moins
coloré, moins vif & plus délayé
que celui de la cinquieme espece.

*Symptomes des différentes especes de
Vomissement des Femmes
en couche.*

Les malades, dans la premiere espece de vomissement, ressentent, dès
qu'elles ont pris de la nourriture, des
pesanteurs & des gonflemens très-
incommodes dans l'estomac. Elles
rendent des vents en abondance,
par la bouche & le fondement, souffrent des tiraillemens considérables,
lorsqu'elles ne peuvent pas en rendre, jusqu'à ce qu'elles ayent vomi
leurs alimens à demi-digérés, ou souvent tels qu'elles les ont pris.

Dans la deuxieme espece, les malades ont une sensibilité constante & douloureuse dans toute la région épigastrique, qui augmente par la compression : le poids même des alimens produit cet effet ; alors les membranes de l'estomac se contractent, & le vomissement s'ensuit.

Dans la troisieme espece, les malades ont la bouche pâteuse, la langue chargée de limon, & l'haleine forte : elles éprouvent des hoquets fréquens, n'ont point d'appetit ; leur goût se déprave de plus en plus ; les garde-robes sont fétides ; & souvent il leur survient des cours-de-ventre.

L'*abdomen* se météorise, dans la quatrieme espece ; & il est d'une sensibilité extrême : il en résulte des inquiétudes générales, des altérations, des sommeils agités & interrompus, & la fiévre ; les lochies se suppriment ou diminuent extrêmement, & deviennent glaireuses, sanieuses, fétides, &c.

Dans la cinquieme espece, le bas-ventre n'est ni dur ni tendu. Les malades ont une espece de sensation gravative, vers la partie du vaisseau qui fournit le sang : les lochies coulent ; mais leur écoulement diminue à mesure que le vomissement de sang devient considérable, ou qu'il épuise par sa durée ; elles se suppriment, s'il est externe. Le sang qui provient de ce vomissement est d'un rouge plus ou moins altéré, selon le séjour qu'il a fait dans la cavité de l'estomac ou du *duodenum* : quelquefois il est noirâtre & grumelé, parce qu'il a séjourné pendant long-tems.

Les lochies sont supprimées dans la sixieme espece de vomissement. Les matieres de celui-ci sont d'abord assez rouges : elles pâlissent de plus en plus, & deviennent enfin ternes & purulentes ; elles suivent le progrès ordinaire des lochies, avec cette différence qu'elles sont toujours fétides, & de mauvaise qualité : l'*abdomen* se météorise, devient douloureux ; & souvent il s'enflamme.

Danger de ces especes de Vomissement.

Toutes ces especes de vomissement sont très-dangereuses chez les femmes en couche : elles diminuent leurs forces, les abbatent, les épuisent, font aux lochies une diversion

contre nature , les suppriment par
leur abondance & par leur durée ;
détournent & tarissent les sources du
lait des meres qui nourrissent leurs
enfans , & font souvent périr celles
qui ne nourrissent pas, en confondant
leur lait avec la masse générale des
liquides.

*Causes où Sources des différentes espe-
ces de Vomissement des Femmes
en couche.*

La premiere espece provient de la
débilité des organes de la digestion ;
la deuxieme , de leur irritabilité ; la
troisieme , de matieres corrompues
pour avoir trop séjourné , vers la fin
de la grossesse, dans le canal intestinal ;
la quatrieme , d'engorgemens phlogistiques dans les membranes des entrailles , ou des autres visceres du bas-
ventre ; la cinquieme , de quelque
vaisseau rompu dans le foie , la rate,
les intestins grêles ou le ventricule ;
la sixieme , de la suppression des lochies qui s'évacuent par les extrémités des vaisseaux capillaires du foie ,
de la rate , du canal intestinal , de
l'estomac ; par les pores de leurs

membranes, ou bien par le tissu cellulaire de ces visceres : ce sont les
voies qu'elles se frayent quelquefois,
lorsqu'elles ne peuvent pas couler par
celles de la matrice & du vagin.

MÉTHODE CURATIVE des différentes especes de Vomissement.

Cure de la premiere espece de Vomissement ; celle qui provient du relâchement de l'estomac.

On doit interdire l'usage des alimens solides, & nourrir les malades,
de bouillons faits avec le mouton &
la volaille, toujours à petites prises,
crainte de surcharger l'estomac, & de
provoquer le vomissement. Si cette
nourriture ne suffit point, on la soutient avec quelques cuillérées de gelée de viande, de corne de cerf, ou
de crême de riz, pourvu que les malades la supportent aisément, & ne
la vomissent point.

Il faut éviter les boissons abondantes, & celles qui sont propres à relâcher. Des tisanes faites avec la corne

de-cerf rapée, la pomme, l'écorce
d'orange, celle de citron, font les
plus convenables. On leur fubftitue,
avec fuccès, des infufions de fcolopendre, de fanicle, de menthe, de petite fauge, qu'on adoucit avec le fyrop de limons, de bigarade, ou
avec le fucre. On permet quelques
cuillerées de vin de Bourgogne, de
Bordeaux, de Malaga, ou d'autres femblables.

Ces vins feront plus médicamenteux, & plus propres à rétablir le
ton des fibres de l'eftomac, fi l'on
fait infufer à froid, fur chaque pinte,
un gros de cafcarille ou de quinquina
concaffés, enfermés dans un nouet :
ils feront encore plus efficaces, fi l'on
fait fondre dans chaque prife trois ou
quatre grains de fel d'abfinthe ou de
chardon bénit.

Si le vomiffement fe foutient malgré ces fecours, on le terminera en
faifant prendre, tous les deux jours le
matin, de fix à douze grains d'ipécacuanha en poudre, dans une cuillerée à bouche d'eau de fleurs d'orange,
ou de menthe ; l'infufion de menthe
de jardin peut fuppléer aux eaux

diſtillées, ſi l'on en triple la doſe. On ſuſpend l'uſage de l'ipécacuanha, dès que le vomiſſement a ceſſé, & l'on continue celui des autres remèdes, juſqu'à ce que l'eſtomac ſoit totalement rétabli ; ce que l'on reconnoît par la liberté de ſes fonctions.

Il convient, pour entretenir & favoriſer l'écoulement des lochies, de tenir le ventre conſtamment libre par le ſecours des lavemens qu'on fait de décoctions de camomille, de mélilot, de bourrache, de mercuriale : on délaye dans chacun une ou deux onces de miel commun, ou de caſſonade.

Lorſque le vomiſſement a ceſſé, on a recours aux purgatifs qu'on choiſit dans la claſſe des toniques, tels que le ſuivant.

P. *De Tamarins , une once.*
Faites-les bouillir, pendant un quart d'heure, dans douze onces d'eau commune : jettez-y, en ôtant le pot du feu ,

> *De Rhubarbe concaſſée , deux gros.*

Laiſſez infuſer un quart d'heure : paſſez par une étamine couverte d'une couche de cerfeuil, ou de cresson de fontaine, & faites-y fondre,

De Sel d'Epsom, demi-once.

Divisez ce purgatif en deux prises égales : faites-les prendre le matin, en observant trois heures d'intervalle d'une prise à l'autre. On fera prendre un bouillon, une heure & demie après la premiere. Si la malade est purgée par celle-ci, on remettra l'autre au lendemain.

Ce purgatif doit être réitéré plusieurs fois, pendant le reste de la couche, en observant des intervalles proportionnés à la situation des malades.

Cure de la deuxieme espece de Vomissement ; celle qui provient de l'irritation.

La diéte doit être exacte, legere & humectante. Les bouillons de veau ou de poulet, à très-petites prises, suffiront pour toute nourriture ; une legere décoction de riz, une infusion de fleurs de bouillon-blanc, de mauve, de violettes de Mars, avec très-peu de sucre, feront la boisson ordinaire des malades.

On appliquera fur la région de
l'eftomac, & fur tout le bas-ventre
des ferviettes ou des flanelles imbibées d'une décoction de plantes
émollientes, & de graine de lin, qu'on
aura foin de renouveller toutes les
deux heures : on donnera trois ou
quatre lavemens par jour , avec la
même décoction , ou avec du lait.

Si, malgré ces fecours, le vomiffement & la fenfibilité de la région
épigaftrique fubfiftent, on a recours
à des faignées ménagées felon les
forces des malades. Ces évacuations
font indifpenfables, avec la fiévre ,
& fur-tout fi les lochies font diminuées ou fupprimées. On foutient leur
effet, principalement après la fiévre
de lait , par des demi-bains domeftiques , d'une chaleur modérée.

Lorfque le vomiffement fe foutient
malgré ces fecours , on peut faire
prendre fans crainte de nuire , un
quart de grain d'*opium* , toutes les
quatre heures , jufqu'à ce que ce
fymptome foit diffipé : l'*opium* ne
réuffiroit pas au commencement; il ne
faut le placer qu'après les faignées &
quelques jours d'ufage des délayans.

Dès que l'on s'apperçoit que les symptomes de la maladie sont senfiblement diminués, on essaye de lâcher le ventre, en faisant prendre, deux ou trois fois par jour, en différens tems, depuis deux gros jusqu'à demi-once de casse mondée, dans une infusion de fleurs de mauve ou de guimauve. La liberté des garde-robes étant établie par ce moyen, on fait prendre, le matin, deux onces ou deux onces & demie de manne : on continue l'usage de la casse, avec ménagement ; & on réitere de tems en tems la purgation avec la manne, jusqu'à une entiere guérison.

Cure de la troisieme espece de Vomissement, qui vient à la suite d'un mauvais régime observé pendant la grossesse.

Cette espece de vomissement est assez fréquente dans les femmes cacochymes & valétudinaires. Comme elle est le produit d'une longue suite de digestions dépravées, les parois internes du canal intestinal, sur-tout celles du ventricule & des boyaux grêles, sont enduites ou tapissées de glaires ou de mucosités étrangeres, qui en affoiblissent les fonctions, ou d'autres humeurs dépravées, qui ont acquis, en y croupissant, une qualité irritante. Les indications curatives présentent la nécessité de diviser ces matieres étrangeres, de les délayer, les rendre coulantes, & les évacuer par le moyen des garde-robes.

Le petit-lait est la boisson la plus convenable, sur-tout si l'on y fait infuser quelques feuilles de menthe de jardin : faute de petit-lait, on se sert d'une infusion de fleurs de mauve, de guimauve, &c. Les bouillons doivent être peu nourrissans : on les rend médicamenteux, en y faisant infuser du cresson de fontaine, ou bien du capillaire de Canada. Chaque prise de bouillon ne doit être que de trois ou quatre onces, de crainte que les malades ne les rejettent par le vomissement.

On soutient l'effet de ces boissons, par des lavemens émolliens, où l'on ajoûte une once de cassonade, ou bien deux ou trois onces d'huile d'amandes douces, de lin, de navets, fraîches, & tirées sans feu.

Lorsqu'on a obtenu la liberté du ventre, par l'usage de ces remedes, le vomissement cesse. Il faut alors avoir recours aux purgatifs les plus doux, tels que de legeres infusions de follicules de séné, en très-petites doses, avec la casse, la manne, ou quelqu'un des syrops purgatifs, tels que ceux de fleurs de pêcher, de pommes composé, &c. On réitere ces purgatifs, jusqu'à ce que le canal intestinal soit totalement débarrassé des matieres étrangeres, qui causoient son désordre : on augmente la nourriture, à proportion que le vomissement & les autres symptomes diminuent & se dissipent.

Cure de la quatrieme espece de Vomissement, celle qui provient d'engorgemens phlogistiques.

Cette espece de vomissement est des plus dangereuses. La phlogose qui la produit dégénere bientôt en inflammation, & celle-ci en gangrene, si l'on n'est pas assez heureux pour prévenir ces accidens, par les secours les plus prompts & les plus efficaces. Lorsque la gangrene commence à s'établir, le vomissement & les autres symptomes diminuent & cessent très-promptement ; les fonctions paroissent se rétablir ; & la mort frape tout-à-coup les malades, dans le tems qu'elles commencent à concevoir des espérances d'une guérison prochaine.

On ne doit pas craindre cet accident, lorsque les symptomes de la maladie diminuent peu-à-peu , & par degrés : cette progression annonce, au contraire, une guérison prochaine.

Le petit-lait, ou l'eau de poulet, doivent être la seule boisson, & tenir lieu de nourriture dans cette maladie, jusqu'à ce que les symptomes en soient modérés. La saignée souvent réitérée, d'abord au bras, ensuite au pied, selon les forces des malades, est le secours le plus prompt & le plus salutaire que l'on puisse donner : un usage continué de fomentations & d'embrocations émollientes sur le bas-ventre en soutient parfaitement les effets. On donne des lavemens fréquens, avec la décoction de feuilles de bouillon-blanc & de guimauve, ou avec le lait. Si ces secours ne suffisent pas pour modérer le vomissement, il faut avoir recours aux demi-bains chargés d'une décoction de plantes émollientes.

Lorsqu'on s'apperçoit que le vomissement & ses symptomes diminuent, on fait prendre, toutes les deux ou trois heures, quelques cuillerées à bouche de bouillon leger : on en donne davantage, & on le fait plus nourissant, à mesure que la convalescence s'avance ; & on passe à une nourriture plus solide, dès que les malades sont en état de la supporter.

Le vomissement étant sur sa fin, on essaye quelques verres d'une legere eau de casse, qu'on réitere toutes les quatre à cinq heures ; on en rapproche les doses, à mesure que l'estomac s'en accommode, & qu'elle commence à lâcher le ventre : on passe ensuite à la manne, à petites doses, que l'on augmente & réitere, selon l'état de la convalescence, & les circonstances qu'on y remarque.

Cure du Vomiſſement de la cinquieme eſpece, ou du Vomiſſement de ſang.

On a tout lieu de s'alarmer, lorſque le vomiſſement de ſang provient d'un vaiſſeau rompu, dans les efforts de l'accouchement. Celui qui provient de quelque vaiſſeau, dont l'extrémité s'eſt entr'ouverte ou décollée, eſt moins à craindre ; mais il eſt toujours dangereux. Il n'y a rien de plus preſſant que d'y remédier.

Dans l'un & l'autre cas, on réduit les malades à une diéte ſévere : l'eau de poulet leur ſuffit pour boiſſon & pour nourriture. Si la foibleſſe devient extrême, quelques cuillerées de gelée de viande, ou de bouillon, ſuffiſent pour ſoutenir les forces : on augmente cette nourriture, à meſure que le vomiſſement diminue ; mais on ne permet des alimens ſolides, que quelques jours après qu'il a totalement ceſſé.

La ſaignée du bras eſt, dans cette circonſtance, le remède le plus né-

cessaire : on saigne ensuite du pied ;
& l'on réitere ces saignées , selon la
violence du vomissement, ou sa diminution, & selon la force ou la débilité des malades. On fait des frictions séches sur les extrémités inférieures : on leur fait prendre des
bains d'eau tiéde. Si tous ces moyens
ne suffisent pas pour faire cesser le
vomissemenr de sang , on étend des
serviettes trempées dans l'eau froide ,
sur les deux mains & sur les avant-
bras , jusqu'aux coudes : on les applique ensuite sur les omoplates &
sur le dos, sans les porter jusqu'aux
reins.

Lorsque les vaisseaux sont désem-
plis , ou épuisés au point que les malades en soient affoiblies , il est tems
de faire usage des astringens vulnéraires , tels que des infusions, de bugle , de sanicle , de brunelle , de plantain , de pied-de-lion. Si les infusions
de ces plantes ne suffisent point pour
arrêter le sang , on en fait prendre le
suc, à la dose de deux ou trois onces,
toutes les trois heures : on les rend
plus efficaces, en ajoûtant dans chaque prise huit ou dix gouttes d'esprit

de-vitriol, ou d'eau blanche de Rabel. Lorſque les malades ont des inquiétudes dans les membres, & qu'elles ne repoſent pas, il eſt eſſentiel
de modérer ces inquiétudes, & de leur
procurer du ſommeil. A cet effet, on
leur fait prendre, le ſoir, demi-once
de ſyrop de Karabé ; dans une taſſe
d'infuſion de fleurs de coquelicot.
Pendant ce tems-là, on leur donne
des lavemens émolliens ; & l'on fait,
dans le vagin, des injeƈtions tiédes, de
la même qualité, afin d'entretenir la
liberté du ventre, & l'écoulement des
Lochies, autant qu'il eſt poſſible.

Il n'eſt permis de purger dans cette
fâcheuſe maladie, que lorſque les
plaies des vaiſſeaux qui fourniſſoient
le ſang ſont conſolidées. On commence alors à préparer les malades
à la purgation, par l'uſage des laxatifs ; & l'on purge avec la manne &
la caſſe, lorſque les indications l'exigent.

*Cure de la ſixieme eſpece de Vomiſſe-
ment ; celle qui ſupplée à l'évacuation des Lochies.*

Le traitement de cette eſpece de

vomiſſement eſt très-délicat , & plein d'écueils : c'eſt une évacuation neceſſaire, qui ſe fait par de fauſſes routes. L'arrêter, c'eſt faire périr les malades : la laiſſer ſubſiſter , c'eſt les expoſer à des accidens dangereux. On ne peut , dans des circonſtances auſſi ſcabreuſes , que tenter , par de douces diverſions, de rappeller les lochies vers leurs voies ordinaires.

Les paſſions de l'ame ſeroient pernicieuſes dans cette maladie ; elles augmenteroient le vomiſſement , éloigneroient de plus en plus l'écoulement naturel des lochies , & rendroient les ſecours de l'art impuiſſans. On voit par-là , combien il eſt eſſentiel aux femmes en couche de s'en garantir.

Le régime de vie doit être très-exact. On ne doit prendre , au commencement que des bouillons legers, A meſure que le vomiſſement change de couleur, & diminue, on peut permettre de la gelée de viande , enſuite de la crême de riz par cuillerées : on paſſe à des ſoupes legeres , lorſque le vomiſſement a ceſſé, à des œufs frais, &c. La boiſſon doit être l'eau

de riz, une tifane de corne-de-cerf
avec la mie de pain.

La faignée du pied eft le fecours
le plus prochain, & le plus efficace,
que l'on puiffe donner aux malades :
on la réitere felon que l'accident eft
plus ou moins grave. On applique
enfuite des fang-fuës aux grandes lévres : on fait des frictions fréquentes
fur la région des reins, fur le bas-
ventre, & fur les extrémités inférieures ; il faut toujours les diriger de
haut en bas.

Il eft très à propos de faire des
injections d'une decoction émolliente,
dans le vagin, & de les porter jufqu'à l'orifice de la matrice ; de donner des lavemens fréquens, avec la
même décoction ou avec le lait, &
de faire des embrocations fur la région de la matrice, avec les huiles
de lys, de lin, de noix, d'amandes
douces, &c.

Pendant ces tentatives du côté de
la matrice, on tient appliquées fur
la région de l'eftomac des emplâtres de thériaque, ou bien des cataplafmes avec des feuilles d'artichaut,

de plantain ; avec la mille-feuille , la renouée , la quinte-feuille , l'o-feille, &c.

Si , par le moyen de ces fecours , il s'établit un écoulement par le vagin , on doit arrofer de vinaigre les emplâtres & les cataplafmes que l'on met fur la région de l'eftomac, & continuer les autres fecours, jufqu'à ce que l'écoulement des lochies foit rétabli par fes voies ordinaires, & que le vomiffement ait ceffé.

Dès que le vomiffement eft fur fa fin, & que la couleur n'en eft plus rouge, il eft tems de tenter des évacuations par les garde-robes. On fait prendre, trois fois par jour, le matin, à midi, & le foir, cinq ou fix onces, chaque fois, de décoction de tamarins, où l'on fait infufer deux gros de mirobolans citrins, pour trois prifes. Le ventre étant devenu libre par ce moyen, on ajoûte à la prife du matin deux onces, ou deux onces & demie de manne : on continue la décoction & l'infufion, en proportionnant la dofe des mirobolans aux évacuations qu'on a en vue de procurer; & on y ajoûte la manne, tous les trois ou quatre jours. Si ces moyens ne suffisent pas pour rétablir les lochies, & faire cesser le vomissement, les malades continueront d'observer une diéte exacte, très-legere, & s'en rapporteront, pour le reste, aux ressources de la nature.

CHAPITRE V.

Cours-de-ventre des Femmes en couche.

LA diarrhée est le cours-de-ventre le plus ordinaire des femmes en couche : elle est symptomatique ou critique. La premiere survient d'abord après l'accouchement : elle est une vraie maladie. La seconde ne se déclare que vers le cinquieme ou le septieme jour de l'accouchement : elle est salutaire, si elle réunit les qualités d'une crise parfaite ; autrement elle n'est pas sans danger.

La diarrhée symptomatique dégénere en dyssenterie, ou devient lienterique, lorsqu'elle élude les ressour-

ces de la nature, & les secours de
l'art, sur-tout si les malades n'obser-
vent pas un régime de vie convenable à leur état.

Différentes causes des Diarrhées symptomatiques.

Ces diarrhées proviennent de différentes causes, 1° d'un relâchement
de l'estomac, occasionné par une
suite de mauvaises digestions, pendant
la grossesse, qui augmente par le travail & par les pertes de l'accouchement ; 2° d'une phlogose du canal intestinal, à la suite d'un accouchement laborieux ; 3° d'une cacochymie scorbutique, vénérienne, scro-
phuleuse, &c. Toutes ces causes dis-
posent la masse des liquides à la disso-
lution, & le système des solides au
relâchement. Ces différentes especes
de diarrhées ont des symptomes différens, selon leur nature.

Symptomes de la Diarrhée de la pre-
miere espece ; celle qui provient du
relâchement de l'Estomac.

Les malades ressentent, après avoir
G

pris des alimens, une pefanteur incommode dans la région épigaftrique : elles rendent bientôt après par les garde-robes, avec des tranchées, des matieres mal digérées, grisâtres, glaireufes & fétides. La langue fe charge de limon : il furvient des rots nidoreux. La dépravation s'établit & fait des progrès ; les lochies diminuent, ou fe fuppriment ; l'*abdomen* fe météorife ; la fiévre s'allume.

Symptomes des Diarrhées de la feconde efpece ; celles qui proviennent d'une phlogofe du Canal inteftinal.

Les entrailles font douloureufes, dès le commencement : elles deviennent de plus en plus fenfibles ; de jour en jour, l'*abdomen* fe météorife. Il ne fe manifefte d'abord qu'un mouvement fébrile : bientôt la fiévre fe développe, s'allume ; l'inflammation fuccede à la phlogofe ; les lochies fe fuppriment : les urines deviennent ardentes & briquétées ; les garde-robes font grisâtres, foncées, hachées, glaireufes, fanguinolentes, fétides, gangreneufes.

Symptomes de la Diarrhée de la troi-
sieme espece; celle qui provient
d'une Cacochymie.

Les symptomes de la diarrhée de
cette espece sont, une fiévre lente,
un abbatement général des forces,
un degoût considérable pour les alimens ; des digestions lentes & pénibles, des chaleurs dans les entrailles
& dans les visceres ; des horripila-
tions à la peau, sur-tout au dos &
aux extrémités ; des urines *furfureu-*
ses , point digérées, noirâtres & fétides ; des lochies sanguinolentes ;
des évacuations *diarrhéiques* très-flui-
des, souvent noirâtres, & d'une odeur
insupportable ; un pouls fréquent,
petit, foible ; l'artere molle ; des foiblesses enfin, & des douleurs dans les
visceres du bas-ventre , qui sont les
avant-coureurs de la gangrene & de
la mort.

Indications curatives de la Diarrhée
de la premiere espece, qui provient
du relâchement.

Une suite de désordres de l'esto-

mac, pendant la grosseſſe ; un appau-
vriſſement des ſucs digeſtifs, à leur occaſion ; des matieres glaireuſes, bi-
lieuſes, retenues dans le canal inteſtinal, troublent l'ordre des digeſtions,
augmentent le relâchement des fibres
membraneuſes des inteſtins, excitent
la diarrhée & l'entretiennent, la font
dégénérer. Ces indications exigent de
corriger ; les ſucs digeſtifs, d'évacuer
les matieres étrangeres, retenues dans
les premieres voies, & de raffermir le
ton trop relâché des ſolides.

Cure de la Diarrhée de la premiere eſpeçe ; celle qui provient du relâchement.

Les malades doivent obſerver une
diéte legere, mais nourriſſante : elles
ſe nourriront de bouillons faits avec
le bœuf, le mouton & la volaille ;
de crêmes de riz, ou de tout autre farineux au bouillon ; de jaunes d'œufs
au bouillon ; d'œufs frais, une fois le
jour, avec quelques mouillettes, ſi
l'eſtomac s'en accommode. Lorſqu'on
s'appercevra de quelque ſigne de guériſon, on accordera des ſoupes lege-

res, & succeſſivement, par degrés, des alimens plus nourriſſans.

La tiſane ordinaire ſera une décoction de riz ou de gruau, ou bien une tiſane avec la corne-de-cerf calcinée, & la mie de pain. On mettra dans toutes les tiſanes un peu de cannelle & de ſucre.

Vers le quatrieme ou le cinquieme jour de la couche, on fera prendre, excepté pendant la fiévre de lait, trois verres chaque jour, en obſervant quatre heures d'intervalle de l'un à l'autre, d'un apoſeme purgatif & tonique, tel que le ſuivant :

P. *De Polipode, deux onces.*
Faites bouillir, un quart d'heure, dans deux livres d'eau commune. Jettez-y, trois minutes avant d'ôter le pot du feu,

 De Feuilles de Scolopendre, demi-
  poignée.
 De Rhubarbe concaſſée, deux
  gros.
Laiſſez infuſer un quart d'heure : paſſez par une étamine, & faites-y fondre,

 De Sel de Seignette, deux gros.
G iij

Lorsque, par l'usage de cet apozème, les garde-robes prendront une
couleur jaune, & qu'elles commen-
ceront à être digérées, on purgera
avec la médecine suivante :

P. *De Rhubarbe concassée;*

De Sel végétal, de chaque un gros.
Faites-les infuser dans cinq onces de
décoction de chicorée sauvage : étendez-y,

De Syrop Magistral, une once.
Faites-en une potion pour une prise.

On suspendra l'apozème, le jour de
la purgation & le suivant, pour en
reprendre ensuite deux prises par jour,
dans le même ordre qu'auparavant :
on réitérera le purgatif, tous les cinq à
six jours ; & on en ménagera les doses, selon les forces des malades. Si
la diarrhée ne diminue pas par ce
moyen, on délayera dans l'infusion
de rhubarbe, à la place de la manne,
une once & demie, ou deux onces
de syrop magistral.

Si ces secours ne sont pas suffisans
pour terminer la diarrhée, les malades prendront douze ou quinze grains
de cachou en poudre, trois fois par

jour, le matin, à midi, & le soir,
dans une tasse d'infusion de scolopendre, de chicorée sauvage, & d'un peu
de cannelle.

Cure du Cours-de-ventre lienterique.

Si le cours-de-ventre devient lienterique, on continue de donner le
cachou, à la même dose, dans deux
ou trois onces de suc épuré de plantain & de mille-feuille : on ajoûte à
chaque prise, huit ou dix grains de
cannelle en poudre; & enfin on en
vient à l'usage du *simarouba* en décoction. On met deux gros de cette
racine concassée dans une chopine
d'eau : on la fait bouillir un quart
d'heure; on la divise en trois prises que
l'on fait prendre, de quatre heures en
quatre heures.

Cure de la Dyssenterie, à la suite de la Diarrhée des Femmes en couche.

Lorsque le cours-de-ventre devient
dyssentérique, avec des signes d'inflammation, on a recours à quelque
saignée très-ménagée, supposé que

les malades puissent la supporter. On abandonne les astringens : on tient les malades au bouillon, & à la tisane de riz, de gruau, ou de corne-de-cerf calcinée, & de mie de pain. On fait vomir avec quelques grains d'ipécacuanha : on en fait prendre ensuite, tous les jours, au moins deux fois, à des doses si petites, qu'il ne fasse point vomir : on revient ensuite au vomissement, par le même moyen. On donne le soir aux heures du sommeil, de vingt-quatre à trente-six grains de *diascordium* ; & l'on réitere les purgatifs, de tems en tems, avec la manne, ou le syrop magistral.

Remarques sur l'usage des Astringens, dans les Cours-de-ventre des femmes en couche.

Personne n'ignore que les astringens ne soient très-propres à diminuer & à supprimer les lochies. Cependant, si les malades sont menacées de périr d'un cours-de-ventre, ou de toute autre maladie dangereuse, qui exige l'usage des remèdes de cette nature, on est forcé d'y avoir recours.

D'ailleurs, lorsque les cours-de-ventre sont venus au point qu'on ne peut y remédier que par les astringens, les évacuations de la couche sont ordinairement très-diminuées ou supprimées. On pense d'abord à guérir la maladie ; & l'on tâche ensuite de rappeller & de rétablir l'évacuation naturelle. Les astringens agissent directement sur les membranes de l'estomac & du canal intestinal ; l'action qu'ils font sur les vaisseaux de la matrice est beaucoup plus modérée ; & l'on voit, tous les jours, que l'on guérit des cours-de-ventre, ou d'autres maladies, par ces remèdes, sans que les lochies en soient diminuées ni altérées.

Indications curatives des Diarrhées de la seconde espece ; celles qui proviennent d'une phlogose du Canal intestinal.

Les indications curatives de cette espece de diarrhée exigent qu'on remédie à la phlogose des vaisseaux & des membranes des entrailles & des visceres du bas-ventre ; qu'on en

G v

prévienne l'inflammation , & qu'on
en borne le progrès, lorsqu'elle a lieu ;
qu'on diffipe la fièvre ; qu'on rétabliffe la foupleffe & l'élafticité des
fibres nerveufes, des membranes &
des mufcles, l'ordre des digeftions &
les fonctions du canal inteftinal. On
remplit toutes ces vues, par des remèdes délayans, relâchans, laxatifs ;
par des purgatifs, & enfin par des
toniques aftringens.

Méthode curative des Diarrhées de la feconde efpece.

Une tifane émolliente fera la boiffon ordinaire des femmes en couche,
dans cette maladie ; & des bouillons
legers, leur feule nourriture. Des faignées très-menagées en font le premier remède, & le plus preffant. Des
lavemens avec la décoction des plantes émollientes ; des fomentations fur
l'abdomen , de la même décoction ;
des embrocations d'huiles de la même
qualité font des fecours néceffaires
pour prévenir le progrès de la phlogofe , & pour modérer l'inflammation.

Les malades prendront, tous les foirs, en deux prifes, environ douze onces d'émulfion faite de demi-once des quatre femences froides, & d'un gros de celle de pavot blanc, adoucie avec le fucre, le fyrop violat, ou celui de nénuphar. Lorfque, par le moyen de ces fecours, le bas-ventre eft devenu moins fenfible, moins douloureux, & les urines moins ardentes, on fait prendre trois prifes, par jour, de l'apozème fuivant :

℞. *De Feuilles de Bourrache,*
   De Piffenlit, de chaque une demi-poignée.

Jettez-les dans trois demi-fetiers d'eau bouillante : laiffez-les bouillir deux minutes, & infufer un quart d'heure ; paffez par une étamine, divifez en trois prifes égales ; faites-y fondre,

  De Nître purifié, quinze grains.
Délayez dans chaque prife,
  De Syrop violat, demi-once.

Dès que les fymptomes de la diarrhée font modérés, on fait fondre une once de manne dans chacune des deux premieres prifes d'apozème, à la place du fyrop violat.

G vj

Lorsque la maladie est sur son déclin, on donne, pour tisane ordinaire,
une infusion de pervenche , de pilo-
selle, d'orpin. On purge alors avec
deux onces de manne : on réitere ce
purgatif, selon les indications. On continue les apozèmes : on suspend les
émulsions; & l'on fait prendre, tous
les soirs, à leur place, de vingt-quatre
à trente grains de *diascordium*. Dans
cet état de la maladie , les malades
doivent se nourrir de farineux au bouillon, de soupes legeres, ensuite d'œufs
frais, & cuits à l'eau ou au bouillon, &c.

Il faut diminuer le nombre des lavemens, dans le déclin de la maladie;
& si malgré, tous ces secours, les garde-
robes ne se lient pas, on délaye, le
matin & le soir, dans un lavement,
deux gros de vieille thériaque : on
continue cet usage, pendant quelques
jours.

Il est à propos, vers la fin de la
maladie, de prendre quelques cuillerées
de vin de Bordeaux, de Bourgogne,
de Rota , ou d'Alicante, avec un
peu de pain grillé, du sucre, & quelques grains d'aneth. Si le cours-de-

ventre ne cesse pas totalement par ces
secours, il est indispensable d'employer de legers diaphorétiques en
infusion. On préférera les plantes qui
ont cette qualité, telles que les feuilles de chardon bénit, de scabieuse,
de petite sauge, de germandrée, &c.
Si enfin ces remèdes deviennent im-
puissans, pour terminer le cours-de-
ventre, il est nécessaire de recourir
aux astringens : on trouvera la façon
de les employer à propos, dans l'article de ce Chapitre, où il est traité
du cours-de-ventre de la premiere
espece.

Indications curatives de la Diarrhée
de la troisieme espece, qui provient
de la Cacochymie.

Comme cette espece de diarrhée
peut dépendre de causes différentes
entr'elles, on ne sçauroit, sans connoître leurs différences particulieres,
prendre les indications curatives qui
la concernent. Cependant, de quelque
nature que soit cette maladie, elle
présente ordinairement des sympto-

mes qui indiquent son caractere ; tels sont la foiblesse, l'épuisement, l'appauvrissement de la masse des liquides, le relâchement des solides, la débilité des fonctions, &c.

Tous ces symptomes sont autant d'indications qui exigent une nourriture restaurante, proportionnée aux ressources des organes de la digestion, & propre à prévenir un plus grand désordre de la masse des liquides. Des doux purgatifs toniques ; des cordiaux les plus modérés, & les moins astringens, ménagés avec la prudence qu'exige le danger auquel les malades sont exposées, méritent la préférence.

Méthode curative des Diarrhées de la troisieme espece.

Les causes des diarrhées de cette espece existoient pendant la grossesse : elles ont fait des progrès dans le travail de l'accouchement, & par les évacuations qui en ont été la suite. Il est rare que les malades, par rapport à leur foiblesse, puissent supporter les remèdes néceffaires à la maladie principale, dont le cours de-ventre n'eft que le fymptome : on ne peut donc tenter que d'en modérer le progrès, jufqu'à ce que les forces foient rétablies.

Des crêmes-legeres, faites à l'eau & au fucre, ou au bouillon, avec la mie de pain, la femoule, le vermicelli, la farine de bled de Turquie, le falep, font la nourriture la plus convenable dans ces maladies. Les bouillons doivent être nourriffans : on y jette, pour infufer, en ôtant le pot du feu, quelques feuilles d'ache, fans les faire bouillir. On donne peu de ces alimens à la fois : on doit toujours en proportionner la quantité à la portée de l'eftomac des malades. Dans les intervalles des bouillons, on place à propos quelques cuillerées de gelée de corne-de-cerf avec le citron & la cannelle. La boiffon ordinaire la plus convenable eft l'infufion de quelqu'une des plantes chicoracées, ameres & favonneufes.

Il eft à propos de faire prendre, tous les deux jours, la décoction d'une once & demie de tamarins dans un

verre d'eau commune : on y fait fondre, de tems en tems, une once &
demie, ou deux onces de manne ; ou
bien on y délaye une once & demie
de fyrop magiftral.

On permet aux malades, deux fois
par jour, quelques cuillerées de vin
avec très-peu de pain grillé, ou de
bifcuit de mer. Si elles ne dorment
pas, ou fi leur fommeil eft inquiet
& interrompu, on leur fait prendre, tous les foirs aux heures du fommeil, dix-huit à vingt-quatre grains
de thériaque, &, le matin, pareille
dofe de confection d'hyacinte dans un
bouillon.

Dans le cas où le cours-de-ventre
feroit confidérable, malgré ces fecours, on donneroit, le foir, trente
grains de *diafcordium*, & le matin
vingt-quatre grains de confection
d'hyacinthe dans une taffe de décoction, de vingt grains de cachou, faite
en guife de café.

On conduit & l'on ménage les malades, par le moyen de ces fecours,
jufqu'à ce qu'elles foient en état de
fupporter les remèdes néceffaires à la
guérifon de la maladie principale.

Signes des Diarrhées critiques.

Les matieres que les femmes en couche rendent par les garde-robes, dans cette diarrhée, font jaunes chez les unes, & blanches chez les autres : les lochies ne font point altérées, ni diminuées. La diarrhée ne trouble pas l'ordre naturel des fonctions : le ventre conferve fa foupleffe ; le pouls eft naturel, le fommeil tranquille ; & les malades reffentent un foulagement, & un bien-être de plus en plus fenfible. Si la diarrhée ne conferve pas toutes ces conditions, pendant fa durée, elle ceffe d'être critique : dès ce moment, elle devient fymptomatique & dangereufe.

Symptomes des Diarrhées qui ont perdu leur qualité critique.

Les lochies fe dépravent, diminuent ou fe fuppriment ; les digeftions fe dérangent, fe pervertiffent, l'*abdomen* fe mé:éorife ; la fiévre s'allume ; le fommeil devient inquiet & agité,

& le cours-de-ventre dyssenterique, gangreneux & mortel.

Cure des Diarrhées critiques , & de celles qui ont dégénéré.

On n'a pas besoin des secours de l'art , lorsque les diarrhées sont de véritables crises : la nature alors se suffit à elle-même. Un régime de vie, sobre , exact , proportionné au tempérament des malades , l'éloignement des passions , sont les seuls moyens que l'on puisse mettre en usage pour éviter que les cours-de-ventre de cette qualité ne prennent de mauvais caractere. Cependant il convient d'avoir recours à la purgation , lorsque la diarrhée diminue, & lorsqu'elle a cessé : cette précaution est nécessaire , parce qu'il est rare qu'une crise soit parfaite.

Dès que l'on s'apperçoit, chez les femmes en couche , de quelqu'un des symptomes opposés aux signes salutaires de la diarrhée critique , on doit en rechercher la cause. Si elle dépend de quelque dérangement dans le régime de vie, ou des paſſions de l'ame, il faut mettre en uſage les ſecours propres à y remédier, par une diéte ſévere, & par la tranquillité de l'eſprit. On ſeconde l'effet de la diéte, par des boiſſons délayantes & par de legeres purgations : on modere les effets des paſſions de l'ame, par des occupations agréables, & par l'éloignement de tous les objets qui pourroient déplaire.

Si ces accidens ſont cauſés par la tranſpiration interceptée, on ſe ſert d'infuſions de plantes diaphorétiques, telles que la méliſſe, l'angélique, le *ſcordium*, la reine-des-prés, la ſcabieuſe; & l'on place à propos de legeres purgations.

CHAPITRE VI.

Ictère ou Jauniſſe des Femmes en couche.

Ictère en général.

L'ICTÈRE ou jauniſſe eſt un épanchement de bile dans les vaiſſeaux de tous les genres, qui change la qualité de la maſſe des liquides, & communique une couleur jaune à la peau, dans toute l'habitude du corps.

Différentes eſpeces d'Ictère.

On diviſe la jauniſſe en *eſſentielle*, & en *ſymptomatique* ; en *aiguë*, & en *chronique*. L'eſſentielle dépend de quelque vice inhérent dans la ſubſtance du foie. La ſymptomatique eſt l'effet de quelque maladie, ou de quelqu'accident, qui fait ſur le foie des impreſſions propres à arrêter ou à déranger l'ordre de la ſécrétion de la

bile, & de sa distribution naturelle.
L'aiguë est permanente ou périodique,
& ne dure jamais au-delà de quarante
jours ; la chronique commence à cette
date, & dure plusieurs mois, quelquefois des années.

Toutes les especes de jaunisse prennent des caracteres particuliers, selon leurs causes & leur durée, selon
la qualité de la bile, & la disposition
de la masse générale des liquides à la
corruption : c'est, par exemple, de la
plus mauvaise qualité de la bile, que
provient la jaunisse noire.

Signes en général de la Jaunisse.

Le blanc des yeux prend d'abord
une couleur jaunâtre, qui s'étend vers
les tempes ; fait des progrès vers les
lévres, les gencives, & se répand
successivement sur tout le corps. Les
urines sont épaisses, d'un rouge foncé,
& teignent le linge de couleur de safran ; les garde-robes, au contraire,
sont toujours pâles ; la salive devient
jaune insensiblement, & donne aux
alimens un goût d'amertume.

Symptomes en général de la Jauniſſe.

Ces ſymptomes ſont d'abord une tenſion, ou une eſpece de reſſerrement dans l'hypocondre droit ; une gêne dans la reſpiration, une agitation & des inquiétudes dans tout le corps ; des aſſoupiſſemens ſans ſommeil, des inappétences, des altérations, des conſtipations obſtinées. Tous ces accidens dépravent la chylification ; la maſſe des liquides tombe dans le déſordre ; les forces s'abbatent, languiſſent, & il s'enſuit des hydropiſies mortelles.

Cauſes générales de la Jauniſſe.

Les cauſes ordinaires de la jauniſſe ſont des embarras, des obſtructions dans les conduits biliaires, qui empêchent la bile de paſſer dans le canal cholédoque, pour aboutir à l'inteſtin *duodenum*, où elle doit couler librement, pour ſervir à la digeſtion des alimens. La bile étant ainſi retenue dans le foie, eſt réſorbée par les pores des vaiſſeaux de ce viſcere

aboutit à la veine-cave , d'où elle reflue dans la maffe du fang ; y fait les
fonctions d'un corps étranger , lui
communique fes qualités , & teint de
fa couleur tout le fyftême des folides.

Causes particulieres de la Jauniffe.

Caufes de la Jauniffe effentielle.

Ces caufes font des gonflemens ;
des engorgemens fanguins ou lymphatiques ; des obftructions , des relâchemens , des atonies , des deffé-
chemens , des hydropifies, & tout autre vice de la fubftance du foie. On
doit placer parmi les caufes de la jauniffe la qualité trop âcre de la bile ,
& la confiftance de ce fluide , trop
épaiffe & réfineufe ; des pierres dans
la véficule du fiel , des matieres fa-
blonneufes ou vifqueufes dans les vaiffeaux hépatiques , ou dans les pores
biliaires ; des excroiffances charnues
qui les compriment & les effacent.

Ces caufes de la jauniffe effentielle
forment également celles des aiguës ,
& principalement celles des chroni-

ques : on ne diſtingue les unes des autres que par leur durée.

Cauſes de la Jauniſſe ſymptomatique.

Les cauſes de la jauniſſe ſymptomatique ont leur ſiége, ou leur principe, ailleurs que dans le foie. C'eſt par communication de fibre à fibre, de membrane à membrane, de vaiſſeau à vaiſſeau, qu'elles déterminent des ſerremens ſpaſtiques, qui obſtruent les conduits de la bile ou les eſfacent. Ces accidens dépendent, tantôt de l'eſprit, tantôt du corps : ſouvent l'un & l'autre concourent à les produire, à les entretenir & à rendre inutiles les moyens de les guérir.

Du côté de l'eſprit, ce ſont les effets d'une colere violente, de chagrins de durée, d'une joie exceſſive, & de toutes les vives paſſions de l'ame.

Du côté du corps, ils ſont occaſionnés par des ſpaſmes & des convulſions, ſur-tout des viſceres du bas-ventre ; par des pierres dans les reins, par des émétiques ou des purgatifs trop forts, par des poiſons, par des
alimens

alimens échauffans , des liqueurs fpiritueufes, par une trop grande oifiveté,
des veilles immodérées , des exercices violens ; par des coliques fpafmodiques, venteufes, néphrétiques, hé-
morrhoïdales ; par des fiévres , par
l'ufage du quinquina donné mal-à-
propos, ou en trop grande quantité ,
par les cours-de ventre de trop de
durée, les régles immodérées, l'écoulement exceffif des hémorrhoïdes ,
des lochies ; par leur fuppreffion , &
enfin par l'effet des remèdes aftringens , donnés mal-à-propos, ou en
trop grande quantité, dans quelqu'un
des écoulemens précédens.

Ces caufes de la jauniffe fympto-
matique font plus propres à l'aiguë
qu'à la chronique. Il eft rare que celle-
ci en provienne immédiatement :
cependant elle peut en être la fuite ,
lorfque, par quelqu'abus dans le régime
de vie , ou par des remèdes donnés
mal-à-propos, on entretient ou on augmente les caufes de la jauniffe aiguë.

*Caufes particulieres de la Jauniffe des
Femmes en couche.*

La jauniffe des femmes en couche
H

peut provenir de toutes les caufes de la jauniffe effentielle, de la fympto-matique, de l'aiguë & de la chroni-que : cependant elles font expofées plus particuliérement à celle qui re-connoît pour caufe les paffions de l'ame, les abus dans le régime de vie, le dérangement de l'eftomac, la trop grande abondance des lochies, leur irrégularité, leur diminution, leur fuppreffion.

Vues curatives générales de la Jau-niffe effentielle.

Diminuer les gonflemens & les éré-tifmes de l'*abdomen ;* diffiper les en-gorgemens & les obftructions de fes vifceres ; donner du ton, dans le re-lâchement & l'atonie, à fes fibres, à fes membranes, à fes mufcles ; les humecter, lorfqu'ils fe defféchent ; les ramollir, & rétablir leur élafticité ; éva-cuer, dans l'hydropifie, les férofités épanchées ; ranimer & foutenir le ton du tiffu cellulaire relâché par l'infil-tration des férofités : tempérer, l'â-creté de la bile ; diminuer fa trop grande denfité ; calmer l'irritation que caufent les pierres hépatiques ; divifer les matieres vifqueufes, qui engorgent les vaiffeaux de différens genres, répandus dans la fubftance du foie.

Tels font, en général, les moyens qu'on doit mettre en ufage, pour remédier à la jauniffe effentielle, & pour modérer le danger de fes fymptomes, dans le cas où elle n'eft pas fufceptible d'une guérifon radicale.

Vues curatives générales de la Jauniffe fymptomatique.

Modérer les paffions de l'ame, par des moyens convenables à leur caractere ; calmer l'irritation du genre nerveux, dans les fpafmes ; rectifier l'irrégularité des ofcillations des fibres membraneufes ; foutenir leur élafticité ; radoucir les déchiremens infenfibles des membranes, effets inféparables de la douleur ; confoler les entrailles qui font dans la fouffrance; tempérer les effets des veilles immodérées, des exercices violens ; rectifier le dérangement des fonctions, que caufe l'oifiveté : calmer les différentes coliques, par des effets op-

posés à leurs causes ; mettre la nature à portée de terminer les cours-
de - ventre excessifs ; rectifier les
lochies irrégulieres ; diminuer leur
écoulement, lorsqu'elles sont immodérées ; les provoquer, lorsqu'elles
sont trop diminuées, ou supprimées ;
relâcher les vaisseaux trop contractés,
& délayer le sang rendu trop dense
par l'usage abusif des astringens : c'est
en suivant ces vues générales, & en
les particularisant, selon des indications
particulieres, qu'on se mettra à portée de donner des secours utiles : dans
la jaunisse symptomatique.

*Vues curatives générales, & les moyens
de les remplir dans la Jaunisse des
Femmes en couche.*

Je ne donnerai pas la méthode curative de l'ictère, en suivant l'ordre
de ses causes générales & particulieres ; elles sont trop nombreuses pour
être placées dans cet ouvrage : je me
bornerai à celles que j'ai déja consi-
dérées, comme plus propres à la jaunisse des femmes en couche.

*Vues curatives de la Jauniſſe occa-
ſionnée par les paſſions de l'ame.*

La colere égare l'eſprit , fait violence à toutes les fibres du corps,
contracte les membranes, réduit les
vaiſſeaux à un reſſerrement ſpaſtique,
& oppoſe par-tout des obſtacles à la
circulation des liquides.

La ſurpriſe & la crainte ſaiſiſſent
l'ame , ſuſpendent l'activité de ſon
action ſur les ſolides : ceux-ci ſe
contractent ou reviennent ſur eux-
mêmes ; & les liquides ſont ralentis,
ou ſuſpendus, dans leur progreſſion.

Le chagrin affoiblit par degrés l'action de l'eſprit ſur le corps, donne
aux ſolides une tendance à l'inertie
qui, à meſure qu'elle fait des progrès, retarde de plus en plus la circulation des liquides, dérange l'ordre des fonctions, & les pervertit.

Ces déſordres de l'ame & du corps,
effets conſtans des paſſions, ne peuvent , en tenant les ſolides dans la
contrainte, qu'obſtruer les vaiſſeaux
biliaires , troubler la ſécrétion de la
bile , la retenir dans le foie , & la

H iij

forcer à refluer dans la masse générale des liquides.

Les vues curatives de la jaunisse qui provient de ces désordres insinuent de modérer les passions de l'ame, selon leurs différentes especes; de rétablir la souplesse des fibres & des membranes ; de désobstruer les vaisseaux du foie, & de rappeller ses fonctions vers leur ordre naturel.

On trouve ces secours dans les ressources de la raison, & dans les remèdes délayans, laxatifs, tempérans, calmans, & legérement apéritifs, secondés d'une gymnastique employée à propos, selon l'état & les forces des malades.

Méthode curative de la Jaunisse occasionnée par les passions de l'ame.

Les malades doivent employer toute leur raison, pour mettre leur esprit & leur cœur dans une position à pouvoir jouir d'une tranquillité constante. Il faut avoir l'attention d'éloigner d'elles tout ce qui pourroit leur présenter, ou leur rappeller des objets désagréables. On consulte leur

caractere pour se mettre à portée de
ne leur tenir que des conversations
de leur goût. On ne doit pas perdre de
vue que les excès de joie & de tristesse leur sont également nuisibles, &
que les seuls remèdes qui peuvent
agir sur l'esprit, dans ses maladies, sont
ceux que l'on prend dans ses propres ressources.

Les malades se nourriront de potages faits avec le veau, la volaille
& les légumes potagers. Elles vivront
de ces légumes, autant qu'il leur sera
possible, & sur-tout de plantes chicoracées & savonneuses, telles que les
racines de carotte, de cercifi, de
scorfonere, de panais, de navets ;
la chicorée sauvage, l'endive, la
bourrache, la poirée, &c.

On donne, pour boisson ordinaire,
d'une tisane faite avec le chiendent, la
racine de pissenlit & la réglisse. On
fait prendre, tous les jours, deux lavemens avec une décoction de plantes émollientes & savonneuses.

Si les malades sont agitées de
mouvemens spasmodiques, elles prendront, tous les jours, le matin & le
H iv

soir, à des heures commodes , deux ou trois tasses, chaque fois, d'infusion de menthe de jardin , ou de fleurs de tilleul, adoucie avec du sucre, ou édulcorée avec le syrop de *stœchas*. Lorsque les mouvemens spasmodiques subsistent , malgré ce secours, on ajoûte, tous les soirs aux heures du sommeil, dans une tasse de la même infusion, depuis quinze jusqu'à vingt gouttes de la liqueur minérale anodine d'Hoffman.

Après quelques jours d'usage de ces remèdes , on passe à des purgatifs legers , tels que l'infusion d'un gros de follicules dans cinq onces de décoction de bourrache ou de chicorée sauvage, où l'on fait fondre depuis deux jusqu'à trois onces de manne, & un scrupule de terre foliée de tartre. On réitere ces purgatifs, tous les cinq à six jours. Les bains & les demi-bains domestiques tiédes sont essentiels dans cette maladie, sur-tout lorsque les lochies sont sur leur déclin.

Vers le même tems où les bains deviennent nécessaires , les malades doivent prendre, tous les matins, qua-

tre onces de suc épuré , extrait de parties égales de piffenlit, de chicorée
fauvage , & de chiendent, adouci
avec une cuillerée de miel de Narbonne : on continue cette boiffon ,
jufqu'à ce que la jauniffe foit diffipée.
On ne doit pas négliger de réitérer
la purgation, comme je l'ai déja ob-
fervé.

Il eft très à propos de feconder ces
remèdes, en faifant, deux fois par
jour, le matin & le foir, de legeres
frictions féches fur l'épine du dos ,
les lombes, la région du foie, le
bas-ventre, & fur les extrémités inférieures. L'exercice à pied , à che-
val, en carroffe, eft toujours utile
& néceffaire dans la jauniffe chronique, de même que dans toutes les
maladies qui proviennent d'engorgemens & d'obftructions bilieufes ou
lymphatiques.

Si les lochies fe fuppriment avant
le tems où elles ceffent naturellement, on a recours à la méthode
curative, établie dans le Chapitre
qui concerne cette évacuation.

H v

Symptomes & Vues curatives de la Jauniffe occafionnée par le relâchement de l'Eftomac, à la fuite d'abus dans le régime de vie.

Les organes de la digeftion, fatigués par les incommodités de la groffeffe, irrités par le travail de l'accouchement, affoiblis par les pertes de la couche, & très-fouvent enduits de glaires, de crudités, reftes ordinaires d'une fuite de mauvaifes digeftions qui fe font fuccédées, pendant des groffeffes laborieufes, ne font pas en état de réfifter à des abus. Pour peu que ces organes affoiblis foient fatigués par des alimens qui excedent leur portée; pour peu qu'ils foient irrités par leur qualité, le canal cholidoque & les membranes du foie, qui leur font continus, ne peuvent qu'être en fouffrance : tous les conduits biliaires y participent ; la fécrétion de la bile eft dérangée ou arrêtée : elle reflue dans les vaiffeaux du fang & de la lymphe, & produit la jauniffe.

Le relâchement, ou la débilité des organes de la digestion, occafionne aux femmes en couche, des inappétences, des dégoûts, & des digeftions pénibles & laborieufes; des pefanteurs dans la région épigaftrique, lorfqu'elles ont pris des alimens; des foibleffes, des angoiffes, & un abbatement général de tout le corps. Elles rendent, par les garde-robes, des matieres mal digérées, & fouvent lienteriques.

L'irritation de ces organes produit une fenfibilité & des gonflemens dans la région épigaftrique, qui augmentent pendant la digeftion : ce font fouvent des douleurs vives & poignantes, qui fe diffipent, pour peu de tems, par l'évacuation de quelque vent, par la bouche, ou par le fondement. Les garde-robes font hachées, glaireufes, fanguinolentes, & quelquefois bigarrées de fang : il eft à craindre alors qu'il ne furvienne un cours-de-ventre dyffentérique, & que la fiévre ne s'allume.

Dans l'état d'irritation, de même que dans celui de relâchement des organes de la digeftion, les glaires, les crudités retenues dans les premieres voies, caufent des dégoûts, des rots nidoreux, des naufées, des envies de vomir ; rendent les digeftions pénibles & laborieufes. La langue eft chargée de limon, la bouche pâteufe ; & l'haleine prend une odeur degoûtante. Les conduits biliaires, & le canal cholidoque, ne peuvent qu'être en fouffrance, à l'occafion de ces fymptomes qui intéreffent des membranes qui leur font continuës : la fécrétion de la bile en eft dérangée ; fon excrétion en eft arrêtée : elle reflue dans les vaiffeaux du fang & de la lymphe, & produit la jauniffe.

Soutenir le ton des fibres organiques des membranes de l'eftomac ; modérer leur irritabilité, en calmer l'irritation ; délivrer ce vifcere des matieres étrangeres, qui gênent fes fonctions, ou qui les dérangent ; dégorger les conduits biliaires, des humeurs denfes bilieufes, qui les obftruent : tels font les moyens qu'on peut employer pour rétablir l'ordre des digeftions, & pour remédier à la jauniffe qui a pris fon principe dans les dérangemens de l'eftomac.

*Méthode curative du Relâchement de
l'estomac des Femmes en couche, &
de la Jaunisse qui en dépend.*

Le relâchement des membranes de
l'estomac est toujours suivi de digestions lentes & imparfaites. Lorsque ce
viscere est dans cet état, il est néces-
faire de relever le ton de ses fibres
membraneuses, de le soutenir, de diviser & d'évacuer avec ménagement,
des glaires, & d'autres matieres dégé-
nérées, retenues dans le canal intestinal.
Les malades, pour remplir cet objet,
doivent prendre, toutes les trois heures,
une tasse d'infusion de quelqu'une des
plantes suivantes ; de marrube blanc,
de petite sauge, de petite centaurée,
de germandrée. Cette infusion produit un effet plus sensible, si l'on fait
fondre, tous les matins, dans la premiere tasse un scrupule de terre foliée
de tartre. On purge, tous les cinq ou
six jours, avec l'infusion d'un gros
ou de deux de follicules, dans laquelle on étend deux onces de syrop,
de chicorée composé.

Quoique l’eſtomac des femmes en
couche ſoit foible & relâché, il eſt
ſouvent très-ſuſceptible d’irritation :
c’eſt pourquoi les infuſions doivent
être plus ou moins legeres, ſelon les
différens degrés d’irritabilité des membranes de ce viſcere. La boiſſon la
mieux indiquée eſt une infuſion de
chiendent, de petit capillaire, ou
d’écorce amere de bigarade : on peut
permettre une ou deux cuillerées de
vin, toutes les quatre heures.

La nourriture doit être ſimple, legere, & ménagée ſelon la débilité des
organes de la digeſtion.

Si les fonctions de l’eſtomac ne ſe
retabliſſent point par une ſuite de ces
uſages, on donne, deux fois par jour, le
matin & le ſoir, depuis dix-huit juſqu’à
vingt - quatre grains de confection
d’hyacinthe, ou depuis vingt-quatre juſqu’à trente grains d’extrait de geniévre,
dans une cuillerée de vin. Si enfin la
débilité de ce viſcere réſiſtoit à tous
ces ſecours, on ajoûteroit à chaque
priſe, depuis huit juſqu’à douze grains
de cachou en poudre.

Cure de l'Irritation de l'eſtomac des Femmes en couche, & de la Jauniſſe qui en dépend.

La boiſſon ordinaire eſt l'eau de veau, le petit-lait, ou la décoction d'orge. On peut ſe ſervir, à leur place, d'une legere décoction de racine de guimauve, ou de graine de lin, avec le ſyrop de capillaire.

Si l'irritation eſt conſidérable, on a recours à des fomentations émollientes ſur la région épigaſtrique : on y applique des flanelles imbibées de cette décoction, ou bien des veſſies de cochon, remplies à un tiers, de lait un peu plus que tiéde ; on donne, tous les jours, à des heures commodes, deux lavemens de lait, ou d'une décoction de plantes émollientes.

Lorſque la douleur, que les malades reſſentent à la région de l'eſtomac, eſt conſtante & avec tenſion ; la fiévre n'eſt pas éloignée ; les malades en ſont bientôt priſes. Il eſt de la prudence, à la vue de ces indications,

de la prévenir ou de la modérer par
des faignées réitérées, felon les forces
des malades ; par la diéte & le repos.

On lâche le ventre, dans la diminution des fymptomes, avec la caffe
mondée, diffoute dans le petit-lait
ou dans un autre véhicule adoucif-
fant : on en fait prendre un verre,
toutes les trois heures, jufqu’à ce
qu’on en ait obtenu un effet fuffi-
fant. On purge, chaque troifieme ou
quatrieme jour de cet ufage, avec deux
onces & demie, ou trois onces de
manne, dans un gobelet de petit-lait,
ou dans la tifane ordinaire : on réitere ce purgatif, dans le même ordre,
jufqu’à la guérifon. Il faut augmenter
la nourriture, lorfqu’on n’a plus à craindre l’inflammation, la ménager &
la diriger felon les reffources de l’eftomac.

Si la jauniffe n’eft pas totalement
diffipée, lorfque l’eftomac eft rétabli
de l’irritation ou du relâchement qui
l’ont produite, il faut la regarder comme
maladie principale, & la traiter felon
la méthode établie dans l’article fuivant.

*éthode curative de la Jauniße oc-
caſionnée par la diminution & la
ſuppreſſion des Lochies.*

Les moyens indiqués pour remédier à la diminution, & à la ſuppreſſion des lochies, dans le Chapitre
qui les concerne (*a*), ſont les premiers auxquels on doit avoir recours, dans la jauniße qui en dépend. Souvent celle-ci ſe diſſipe, ſans
d'autre ſecours, en même tems que
les évacuations de la couche ſe rétabliſſent dans l'ordre de la nature. Si
la jauniße ſubſiſte encore, lorſque les
évacuations ſont rétablies, on doit la
conſidérer comme maladie principale.
Elle exige une méthode curative particuliere, pourvu que d'autres ſymptomes de la couche ne s'y oppoſent pas.

Il en eſt de même de la jauniße
des femmes en couche, qui provient
de toute autre cauſe. Elle devient
également maladie principale, ſi elle
ſubſiſte après la guériſon des accidens
qui l'ont occaſionnée. On doit obſerver, à la ſuite de ces cas différens, quoi-

___

(*a*) Page 84.

qu'ils soient provenus de différens principes, la méthode curative suivante.

Les malades feront, tous les jours, des exercices modérés, & un usage aussi fréquent qu'il leur sera possible de bains & de demi-bains domestiques. Elles se nourriront, en grande partie, de légumes potagers : on en fera des potages simples ; & d'ailleurs on les préparera, selon l'usage des familles bourgeoises.

La tisane ordinaire sera une décoction de racine d'*ænula-campana*, de persil ou de carottes : on ajoûtera dans chaque pinte vingt grains de sel de Seignette.

Les malades prendront, tous les matins, pendant trois semaines ou un mois, les pilules suivantes, à la dose de quatre, toutes les six heures, excepté pendant le sommeil.

P. *De Savon d'Alicante, trois gros.*
De Gomme ammoniac, un gros.
D'Extrait de Rhubarbe,
De Crême de Tartre, de chaque
deux scrupules.

Mêlez le tout exactement dans un mortier de marbre, pour en former

felon l'art , des pilules de trois grains .
chacune.

Tous les matins , une heure &
demie après avoir pris ces pilules , on
donnera trois onces de fuc épuré de
parties égales de chicorée fauvage ,
de cochléaria , ou de crefſon de fontaine.

Immédiatement après la prife du
foir , les malades prendront deux taffes d'infufion , de fleurs de genêt ,
adoucie avec une cuillerée à café de
fyrop de Calabre , ou de capillaire.

Il eſt effentiel de donner , tous les
jours , un lavement émollient , & de
purger , tous les fix jours , avec un
verre d'infufion d'un gros de rhubarbe ,
dans laquelle on fera fondre deux onces, ou deux onces & demie de manne.

Si , malgré tous ces fecours , les
malades reſtent obſtinément jaunes ,
on leur fait prendre , pendant long-
tems , deux ou trois verres , chaque matin , d'environ huit onces chacun ,
d'eaux minérales ferrugineufes , telles
que celles de Vichi, de Paffi, de Cran-
fac ; du *caftera vivens* , &c ; & l'on
purge, tous les huit ou dix jours, pendant leur ufage.

La groſſeſſe eſt le remède ſouve-
rain, & le vrai ſpécifique de la jauniſſe qui eſt ſurvenue à l'occaſion
de quelque dérangement de la couche, ſur-tout ſi les malades ſont rétablies de celle-ci. La jauniſſe ſe diſſipe ordinairement dans les deux premiers mois d'un état de groſſeſſe, &
quelquefois dès les premiers jours.

CHAPITRE VII.

Tympanite des Femmes en cou-
che.

LA tympanite, en général, eſt
une tenſion de l'*abdomen*, ſi conſidérable, qu'il rend, quand on le
frape, un ſon ſemblable à celui d'un
tambour.

Symptomes de la Tympanite.

Ces ſymptomes ſont des inquiétudes dans les hypochondres, des difficultés de reſpirer, des étouffemens,
des froids des extrémités, des conſtipations obſtinées; la face maigrit &

s'allonge ; le teint devient livide ; le gofier fe defféche & fe refferre ; la déglutition eft pénible : il s'enfuit des éblouiffemens & des vertiges. Le pouls eft inégal, l'appétit depravé, la foif exceffive. Les malades reffentent, vers le nombril, une douleur vive & poignante ; dans tout l'*abdomen*, une tenfion & une chaleur confidérables.

Caufe générale de la Tympanite.

La caufe de cette maladie vient d'un relâchement des membranes vafculeufes & nerveufes du ventricule & des inteftins. L'air échauffé, dilaté dans le canal inteftinal, diftend ces membranes qui perdent bientôt de leur reffort par la dilatation, & n'oppofent enfuite à l'air, qu'une réfiftance paffive : elles fe dilatent de plus en plus, à mefure que cet élément s'échauffe & fe raréfie.

L'air acquiert, de jour en jour, de nouvelles forces, par les mauvaifes digeftions & par la conftipation qui eft inféparable de la tympanite. Il diftend de plus en plus les membra-

nes inteſtinales , & toute la capacité
de *l'abdomen*. Le diaphragme en eſt
gêné : c'eſt une cauſe perpétuelle d'é-
touffemens. Les vaiſſeaux ſanguins en
ſont comprimés , les lymphatiques
s'effacent, la lymphe ſe devoie , s'ex-
travaſe , s'épanche dans les cavités :
les fonctions déclinent à vue d'œil, ſe
pervertiſſent ; de là des maraſmes, des
hydropiſies aſcites, des fiévres lentes ,
& bientôt une extinction totale &
le terme des langueurs.

*Cauſes particulieres de la Tympanite
des Femmes en couche.*

Cette maladie eſt ſouvent la ſuite
& l'effet des fauſſes-couches , des accouchemens laborieux , de l'irrégularité, de la diminution , de la ſuppreſſion des lochies , ou des purgations
trop fortes ; des mouvemens ſpaſmodiques , des entrailles , des abus in-
ſéparables d'un mauvais régime de
vie, du défaut de purgation avant &
après l'accouchement. Il eſt peu de
femmes en couche , qui, après ces
négligences,ne ſoient ſujettes à des ten-
ſions de *l'abdomen*, & à des engor-

gemens de ſes viſceres : il s’enſuit toujours des inquiétudes générales, des
anxiétes, des difficultés de reſpirer,
des conſtipations. Ces accidens ſont
tous des avant-coureurs de la tympanite, qu’on ne peut éviter qu’autant
qu’on en prévient le progrès par les
reſſources de l’art.

Danger de la Tympanite dans les Femmes en couche.

Cette maladie, dans ſon commencement, eſt ſuſceptible de guériſon. Si
l’on n’en prévient pas les progrès,
avant qu’elle ne ſoit totalement établie, elle dégénere en maladie chronique très-difficile à guérir. Lorſqu’elle
s’établit à la ſuite de quelque maladie, & lorſqu’elle eſt compliquée
d’une hydropiſie aſcite, qui en eſt
le terme ordinaire, elle eſt abſolu-
ment incurable.

Indications curatives de la Tympanite.

Modérer l’irritation ſpaſmodique
des membranes de l’eſtomac & du
canal inteſtinal ; diminuer la dilatation de l’air qu’ils contiennent, en
favoriſer l’évacuation par d’autres

moyens que ceux des purgatifs puiffans ; rétablir le reffort trop relâché
des membranes du canal inteftinal, le
foutenir : telles font les vues générales fur lefquelles on doit établir la
cure de la tympanite.

Méthode curative de la Tympanite des Femmes en couche.

Lorfque la tympanite dépend de
la diminution, ou de la fuppreffion
des lochies, la premiere attention du
médecin doit être de rétablir leur
écoulement, par les moyens indiqués dans le Chapitre qui concerne
cette évacuation (a). Il doit s'attacher, en même tems, à modé-
rer l'irritation fpafinodique du canal
inteftinal, par le moyen de lavemens
avec le lait, le petit-lait, la décoction de camomille, de mélilot, de
fommités de mille-feuille : on fait
fondre dans chacun deux gros de
cryftal minéral. Si la conftipation eft
obftinée, on y délaye deux onces
de miel de nénuphar. Les lavemens

____

(a) Page 188.

ne doivent jamais être chauds, mais simplement degourdis.

L'eau de poulet, celle de veau ; la décoction d'avoine, de riz ; le petit-lait, l'infusion de chicorée blanche, de scarrole, de scolopendre, doivent faire la boisson ordinaire. On rend cette boisson plus efficace, en faisant fondre dans chaque pinte quinze grains de nitre purifié, & en ne la donnant jamais chaude.

On modere la raréfaction de l'air, qui distend le canal intestinal, par des émulsions avec les semences froides, & le syrop de nénuphar ; par des juleps avec les eaux distillées de pourpier, de renouée, de buglose, de plantain, & le même syrop, ou celui de coquelicot ; par des infusions, en guise de thé, de fleurs de camonille, de mélilot, de baume du Pérou (*plante.*) On adoucit ces infusions, avec le syrop de limons, de vinaigre ou de framboise.

Si ces remèdes ne ramollissent pas le ventre, on fera prendre, tous les jours, le matin & l'après-midi, quatre onces, chaque fois, de suc épuré de parties égales de mercuriale, de pourpier, d'oseille, adouci avec demi-once de syrop de limons. L'usage de ce suc ne doit pas faire interrompre les usages précédens.

Les purgatifs, en général, ne réussissent point dans la tympanite ; ils lui sont même nuisibles : cependant il est essentiel de tenir le ventre libre, tant pour faire rendre des vents, que pour débarrasser les premieres voies des matieres grossieres, qui favorisent & augmentent la raréfaction de l'air, en le retenant & en l'échauffant de plus en plus. On peut donner, en toute sûreté, tous les cinq ou six jours, deux onces & demie, ou trois onces de manne qu'on fait fondre dans une infusion de pariétaire, dans laquelle on étend une once d'huile fraîche d'amandes douces, tirée sans feu. Lorsque les symptomes de la tympanite diminuent, on rapproche ce purgatif ; on le donne, tous les trois ou quatre jours, selon les indications.

Si les malades sont fatiguées d'insomnies, il est de toute nécessité de les modérer : elles précipiteroient, en augmentant l'érétisme, le progrès de la maladie, & la rendroient incurable. Si les émulfions & les juleps que j'ai déja propofés ne fuffifent pas pour procurer le fommeil en pareil cas, on ajoûte à la prife du foir demi-once de fyrop de Karabé ; alors on n'y met point d'autre fyrop pour l'adoucir : c'eft principalement dans cette efpece de tympanite, que les narcotiques modérés ont d'heureux fuccès.

On peut faire prendre, aux heures du fommeil, à la place du fyrop de Karabé, quinze gouttes de la liqueur minérale anodine d'Hoffman, & dix ou douze gouttes de *laudanum* liqüide de Sydenham, dans une taffe de la boiffon ordinaire.

Pendant tout le cours de cette méthode curative, on tient appliqués fur la région de l'eftomac, & fur tout le ventre des cataplafmes des plantes fuivantes, ou des flanelles imbibées de leur décoction. Ces plantes font la pilofelle, la mille-feuille, la bardane, le fceau de Salomon, les feuilles d'artichaut, de fureau ; le plantain, la renouée, l'amaranthe, l'ortie blanche, la biftorte, les rofes de Provins, la quinte-feuille. On arrofe les cataplafmes de vin rouge : on en met environ quatre onces dans une pinte de décoction.

Quelques médecins obfervateurs ont donné des obfervations affez fatisfaifantes de tympanites guéries par l'application de l'eau à la glace, & de la glace même fur *l'abdomen.* Cette pratique feroit pernicieufe aux femmes en couche, tant par rapport à l'écoulement des lochies, qu'elle empêcheroit de rétablir, que par rapport à la diftribution du lait, qui feroit dévoyée ou fufpendue par le faififfement des *plexus* nerveux du bas-ventre, qu'occafionneroient la froideur de l'eau, & l'application de la glace.

CHAPITRE VIII.

De la Toux en général.

LA toux, en général, eſt une expiration irréguliere, convulſive, violente, ſonore & ſucceſſive, avec de fortes contractions du diaphragme, des muſcles du *thorax* & de *l'abdomen*, qui, portant ſur les viſceres de ces cavités, leur donnent des ſecouſſes, en alterent & troublent les fonctions.

L'action violente & convulſive de la toux provient de l'irritation des poumons, des bronches, de la trachée-artere ou du larynx. Tout ce qui irrite ces organes, au point de les faire contracter ſubitement, doit être conſidéré comme cauſe de la toux.

Cette action irréguliere, *la toux*, eſt eſſentielle ou ſymptomatique : elle eſt eſſentielle, lorſque l'irritation qui la produit ſe fait immédiatement ſur les poumons ou ſur les organes qui en dépendent, par quelque cauſe inhérente à ce viscere : elle est symptomatique, lorsqu'elle lui est communiquée successivement de fibre en fibre, de membrane en membrane, par quelqu'autre viscere, ou quelqu'autre partie, en souffrance. Ces toux, l'essentielle & la symptomatique, ont des symptomes généraux, qui leur sont communs, & de particuliers qui les distinguent l'une de l'autre. Je ne sçaurois les suivre en détail, sans devenir prolixe, & sans sortir de mon principal objet: c'est pourquoi je me borne à la toux des femmes en couche.

Causes ordinaires de la Toux des Femmes en couche.

Un air trop froid, ou trop chaud, qui saisit subitement les femmes en couche; une fraîcheur ou une chaleur immodérées, auxquelles elles se sont exposées par imprudence ; trop de froid ou de chaleur, sont les causes les plus fréquentes de leur toux essentielle.

Les causes de leur toux symptomatique proviennent d'un dérange-

ment de l'eſtomac, contracté pendant la groſſeſſe ; de l'irrégularité des
lochies, de la diminution, de la ſuppreſſion de leur écoulement ; de la
métaſtaſe qui s'en fait, en tout ou en
partie, ſur quelqu'un des viſceres du
bas-ventre ou de la poitrine.

*Signes de la Toux des Femmes en
couche, qui provient d'un air froid,
ou d'un air chaud.*

La toux qui provient d'un air froid
eſt précédée de legers friſſonnemens,
de ſéchereſſe à la gorge, qui devient
inſenſiblement plus conſidérable. Elle
eſt, au commencement, petite, ſéche,
fréquente, importune ; devient plus
forte par degrés, & enfin violente
au point de rendre ſenſibles & douloureux, par les fortes ſecouſſes
qu'elle occaſionne, les muſcles du
thorax, & les épigaſtriques : quelquefois elle enflamme la gorge, la plèvre
ou les poumons.

Celle qui provient d'un excès de
chaleur eſt précédée d'inquiétudes
dans les entrailles & dans tout le

corps, d'oppreſſions, de mouvemens ſpaſmodiques, de reſpirations courtes & fréquentes. Elle eſt d'abord très-legere, & paroît de peu de conſé-quence : ſes progrès ſont plus lents que ſi elle provenoit d'un air froid ; elle devient enfin forte, violente, & prend tous les ſymptomes de l'au-tre.

Signes de la Toux des Femmes en couche, qui provient du dérangement des Lochies.

La toux qui provient de l'irrégula-rité des lochies, de leur diminution, de leur ſuppreſſion, eſt précédée de gonflemens douloureux à la région hypogaſtrique, & de météoriſmes de l'abdomen. La couleur des lochies, & leur qualité, ne ſont point naturel-les : ces ſignes eux-mêmes ſont ca-ractériſés par l'irrégularité, par la dimi-nution ou la ſuppreſſion de l'écoule-ment. Dans ces circonſtances, la toux ſe manifeſte, augmente & devient dangereuſe, ſelon la nature de ſes cauſes.

Signes de la Toux qui provient du dérangement de l'estomac.

La toux qui a inquieté les femmes, pendant la grossesse, se dissipe souvent d'abord après l'accouchement. Cependant, si la membrane interne du ventricule, ou celle du *duodenum*, restent enduites d'humeurs glaireuses, devenues âcres & irritantes par leur séjour ; ou bien, s'il s'est formé des engorgemens lymphatiques ou bilieux dans les vaisseaux capillaires de ces membranes, sur-tout vers l'orifice supérieur de l'estomac, il en résulte des toux fréquentes, vives, séches, spasmodiques, convulsives. Les malades en perdent le sommeil : leurs digestions se dépravent ; leur lait tarit ; les lochies se dérangent ; les fonctions des visceres sont dans le désordre, &c.

Signes de la Toux, qui provient de la métastase des Lochies.

Lorsque les lochies se portent, par métastase, de la matrice sur quelqu'autre viscere, leur écoulement est diminué ou supprimé dans ses voies ordinaires. Cependant la matrice est moins souffrante & moins douloureuse qu'elle ne l'étoit auparavant. La malade ressent un mal-aise & des douleurs dans le viscere où se fait la métastase. Si c'est dans quelqu'un de ceux du bas-ventre, l'*abdomen* se météorise : si c'est dans la poitrine, le bas-ventre reste tendu ; mais sa tension ne fait pas de progrès. Ces différens siéges des métastases sont sensiblement indiqués par des symptomes qui sont propres & particuliers aux visceres affectés.

Lorsque la métastase se fait à la poitrine, elle est annoncée, dans l'instant, par une toux qui devient violente ; par des oppressions ou des suffocations mortelles. Dans tous les cas des métastases qui se font d'un viscere à un autre viscere, la fiévre s'allume rapidement : l'inflammation & de vives douleurs précedent la gangrene qui se manifeste en peu de tems, & conduit très-promptement à une mort inévitable.

Méthode curative de la Toux des Femmes en couche, qui provient du froid.

Lorsque la toux est causée par le froid, les malades doivent garder le lit, se couvrir médiocrement, & ne point exciter la sueur. Si la nature la provoque, sur-tout vers les jours critiques, on l'entretient par le moyen de la boisson. On donne, pour boisson ordinaire, une legere infusion de bourrache, de parties égales de fleurs de guimauve, & de véronique mâle, adoucie avec le syrop de capillaire, ou bien, si la toux est violente, avec celui de coquelicot. La boisson doit être un peu plus que tiéde : si elle étoit trop chaude, elle feroit nuisible.

Il faut prévenir la fiévre, & l'inflammation, par une diéte legere. On ne peut permettre que des bouillons faits avec le veau & la jeune volaille.

La fréquence & la violence de la toux font toujours à craindre dans les maladies des femmes en couche : c'est un motif qui doit redoubler l'at-

tention qu'on a pour elle de modérer l'irritation des muscles de la gorge,
& de leur donner de la soupleſſe. Les
malades ſe gargariſeront ſouvent avec
parties égales de lait & de décoction
tiéde de racine de guimauve. Elles
prendront de tems en tems une cuillerée du looch, de la compoſition ſuivante, qu'elles garderont dans la bouche, autant de tems qu'il leur ſera poſſible, & l'avaleront ſans précipitation, lorſqu'elles ne pourront plus le
garder. L'avantage que l'on retire
d'un looch, en le tenant long-tems
échauffé, dans la bouche, c'eſt que
l'air, dans l'inſpiration, ſe charge de ſes
parties les plus diviſées, les porte
dans la trachée - artere & les poumons, où elles adouciſſent & modé-
rent l'irritation de ce viſcere, & calment la toux.

P. *D'Huile d'Amandes douces, ou*
de Lin, fraîche, deux onces.
De Blanc de Baleine, deux ſcru-
pules.
De Syrop de Capillaire, une once.
Mélez pour l'uſage preſcrit.

Si la toux & l'irritation augmentent, ſi le pouls devient fébrile, s'il

survient un point ou douleur dans quelqu'une des parties internes de la poitrine ; si les malades ont une sensation semblable à celle d'une égratignure, vers la partie moyenne ou inférieure du *sternum*, il est indispensable d'avoir recours à la saignée du bras. Lorsque la saignée du bras réitérée selon les forces de la malade, ne diminue pas les symptomes de la toux, on a recours à celle du pied, sur-tout si les lochies sont diminuées ou supprimées, pourvu que le bas-ventre ne soit ni tendu ni douloureux : dans ce cas, elle ne pourroit être que nuisible. On doit entretenir la liberté du ventre, par le moyen de lavemens émolliens.

C'est par de tels secours ménagés à propos, que l'on conduit les rhumes causés par le froid, jusqu'à leur déclin, ou jusqu'à ce que les malades rendent des crachats digérés : on soutient alors l'expectoration par des tisanes faites avec les dattes, les jujubes, les figues grasses, les raisins secs. On prend une poignée de deux ou trois especes de ces fruits, qu'on fait bouillir, pendant un quart d'heure, dans une pinte d'eau que l'on adoucit avec quelque cuillerée de miel : une infusion de bourrache, adoucie avec le miel, est, dans des rhumes de cette espece, un secours également avoué.

Peu de jours après que les malades ont commencé de rendre des crachats digérés, on les purge, tous les quatre ou cinq jours, avec une infusion de rhubarbe, dans laquelle on fait fondre deux onces, ou deux onces & demie de manne.

Cure de la Toux qui provient de la chaleur.

Un état de phlogose générale, occasionnée par trop de chaleur, exige que l'on modere celle de l'atmosphere, ou celle de l'appartement des malades. Elle doit être de quelques degrés au-dessous de la chaleur naturelle. Tout ce qui l'écarte de cette proportion, contre-balance l'équilibre que la chaleur animale forme avec l'air extérieur, & occasionne une source féconde de maladies.

Les saignées du bras font le remède le plus efficace & le plus prompt pour prévenir l'inflammation de la gorge & des poumons. Si les lochies sont trop diminuées, ou supprimées, on fait ensuite une saignée du pied. Il est rare que les évacuations de la couche se rétablissent parfaitement, avant que l'inflammation ne soit dissipée.

La boisson ordinaire doit être une infusion de laitue, de fleurs de mauve, de guimauve, de bouillon-blanc, de violettes de Mars, qu'on adoucit avec le syrop de violettes, de guimauve, de mauve, de coquelicot, ou d'orgeat. On préfere ce dernier, lorsque les entrailles souffrent de feux intérieurs.

On se sert du looch & de la même tisane dont les formules sont insérées dans l'article précédent. On purge, de tems en tems, avec deux onces de manne, & avec une once de syrop de pommes composés, dans cinq onces d'infusion de bourrache.

Cure de la Toux qui provient du dérangement de l'estomac.

Le bouillon, la gelée à la viande, la crême de riz, d'orge, de gruau, suffisent pour nourrir les femmes en couche, qui sont affligées de toux convulsives. Elles ne doivent prendre à la fois, que peu d'alimens, pour ne pas fatiguer les organes de la digestion, déja affoiblis & irrités par un dérangement souvent chronique.

La boisson ordinaire doit être une legere infusion de quelque plante stomachique, adoucie avec l'hydromel simple. Ces plantes sont le serpolet, le tilleul, la menthe sauvage, les quatre fleurs pectorales. Si, après la fiévre de lait, les lochies n'étoient pas aussi abondantes qu'elles devroient l'être, on se serviroit avec succès d'une infusion d'aurone mâle & de pouliot.

On tient le ventre libre avec des lavemens; &, le lendemain de la fiévre de lait, on fait vomir, avec l'ipécacuanha en poudre : on en donne depuis dix-huit jusqu'à trente grains, felon les forces des malades, & leur difpofition au vomiffement. On fait prendre enfuite, tous les matins, des bols compofés de fix grains d'extrait de rhubarbe, d'autant d'extrait de ge-niévre, & de conferve d'*ænula-cam-pana*, ou de confeſtion d'hyacinthe, & d'un grain d'ipécacuanha, pour une prife, & par-deffus une taſſe d'infu-fion de pilofelle, ou de caille-lait jaune. Il eſt effentiel que ce remède tienne exaſtement le ventre libre: c'eſt pourquoi on augmentera ou l'on diminuera les dofes de l'extrait de rhu-barbe, felon les évacuations qu'on en obtiendra.

Lorſqu'on s'appercevra que la toux diminue fenſiblement, on purgera, tous les cinq ou fix jours, avec une once & demie, ou deux onces de manne qu'on fera fondre dans un verre d'infuſion de piſſenlit, dans la-quelle on étendra une once de fy-rop de chicorée, ou de pommes, com-pofés. Si, au contraire, la toux reſte toujours vive & opiniâtre, il faut faire vomir avec l'ipécacuanha, & réitérer, de tems en tems, le même fecours, fans interrompre les autres remèdes , dont on doit continuer l'usage , jusqu'à la convalescence.

Cure de la Toux qui provient de la diminution , de la suppression des Vuidanges, ou de leur métastase.

La toux qui provient de la diminution ou de la suppression des lochies n'exige pas des secours différens de ceux qui sont indiqués dans le Chapitre qui concerne leur diminution ou leur suppression : on peut y avoir recours. Il faut observer la même méthode dans la cure de la toux qui provient de la métastase des lochies. Si la toux est violente , on garantit les poumons de ses effets, par la saignée du bras , par des loochs , & par l'usage d'une ample boisson de navets, ou de raves de Limousin, miellée. Dès que l'irritation des poumons le permet, on a recours à des laxatifs menagés , à des purgatifs, &c.

CHAPITRE IX.

Esquinancie, Pleurésie, Périp-neumonie des Femmes en couche.

CES maladies, dont la premiere a son siége à la gorge, & les autres à la poitrine, ne diffèrent entr'elles, qu'en raison des parties qu'elles attaquent : elles sont également inflammatoires & dangereuses ; elles dépendent à-peu-près des mêmes causes, & on les guérit par les mêmes moyens.

DESCRIPTION DE CES MALADIES; *leurs Symptomes.*

Esquinancie.

L'esquinancie est une inflammation de la gorge, qui intéresse principalement les muscles du larynx & du pharynx : elle est accompagnée de fiévre aiguë, de chaleur, de difficulté de respirer, & d'une gêne considérable dans la déglutition.

Pleurésie.

La pleurésie est une inflammation de la plévre, ou de la partie externe des poumons, avec une fiévre aiguë, une toux fréquente & importune, des crachats d'abord sanguinolens, ensuite rouillés, & enfin blancs & digérés. Il existe à l'une des parties latérales du *thorax*, une douleur violente & poignante, avec difficulté de respirer. Le pouls est dur, fréquent & serré, quelquefois inégal. Les malades ont le visage animé, & souffrent d'inquiétudes dans les membres, d'insomnies, &c.

Péripneumonie.

La péripneumonie est une inflammation de la substance interne des poumons, avec fiévre aiguë, douleur, resserrement de poitrine, difficulté de respirer, toux, & souvent crachement de sang. Le pouls est moins dur, & moins fréquent, que dans la pleuréfie; mais il eft plus plein, & plus fouvent inégal & intermittent.

Divifion de ces Maladies.

On divife ces maladies en *vraies* & en *fauffes*. Le premier de ces caracteres eft propre à celles, dont les femmes en couche font affectées : le fecond n'eft qu'un diminutif de l'autre. Le premier eft toujours plein de dangers, il eft rare que le fecond ait des fuites funeftes.

Caufes de l'Efquinancie, de la Pleuréfie, & de la Péripneumonie.

Lorfque les humeurs, qui forment les lochies, ne font pas évacuées par le vagin, ou par quelqu'autre voie moins naturelle, elles font déterminées extraordinairement vers quelque vifcere; s'y dépofent, s'y fixent, & l'enflamment : c'eft ainfi qu'à la gorge elles produifent l'efquinancie; & aux poumons, la pleuréfie, la péripneumonie.

Indications curatives des Esquinan-
cies, des Pleurésies, des Péri-
pneumonies.

Les moyens généraux, sur lesquels
on doit établir la méthode curative
de ces maladies, sont de diminuer la
phlogose générale ; de prévenir l'inflammation, & le progrès de la fiévre,
de remédier aux abcès qui sont les
suites de l'inflammation, & de rétablir les évacuations trop diminuées, ou
supprimées.

Méthode curative des Esquinancies,
Pleurésies & Péripneumonies.

Ces maladies exigent une diéte dé-
layante, adoucissante, tempérante &
legérement diaphorétique. Les malades boiront, chaque demi-heure, environ cinq onces de décoction de racine de guimauve, de feuilles de
belle-dame, de violier, &c. avec la
réglisse.

Il faut avoir recours à la saignée
du bras, dès le premier jour de la

maladie, & même, s'il eſt poſſible,
dès le premier ſigne qui l'annonce,
à moins qu'elle ne commence par
des friſſons; on ne doit ſaigner alors
qu'après qu'ils ſont totalement diſſi-
pés. On réitere la ſaignée, juſqu'à deux
& trois fois, dans les vingt-quatre heures, en ménageant la quantité du
ſang, ſelon les forces des malades.
Si les ſaignées du bras ne moderent
pas les ſymptomes de la maladie, on
aura recours à celles du pied.

Cure de l'Eſquinancie en particulier.

Lorſque, malgré les ſaignées du
pied & celles du bras, l'eſquinancie
devient ſuffoquante, on a recours à la
ſaignée de la jugulaire, & on applique à la nuque un emplâtre véſicatoire, dont on entretient la ſuppuration, pendant quelques jours. On tient
ſur la partie antérieure du cou, depuis
une oreille juſqu'à l'autre, des cataplaſmes de mie de pain & de lait, avec
le ſafran, juſqu'à ce que l'inflammation ſoit diſſipée : lorſqu'elle a diminué conſidérablement, on fait les cataplaſmes avec la pulpe des plantes

émollientes, & les farines réfolutives, qu'on arrofe d'huile de camomille. L'ufage fréquent des gargarifmes eft effentiel dans l'efquinancie : on les fait avec le lait, ou avec le fyrop de meures, délayé dans une décoction de racine de guimauve. La vapeur du lait chaud, reçue dans la bouche, a fouvent produit des effets heureux. Dès que l'inflammation eft diffipée, on fait les gargarifmes avec une décoction d'orge, & de fommités de ronces : on y fait infufer de rofes rouges ; & on les adoucit avec le miel. On donne des lavemens, dans tout le cours de la maladie ; &, lorfque les fymptomes diminuent, on a recours à des laxatifs & à des purgatifs doux, tels que les lavemens émolliens, la caffe, la manne, &c.

Cure particuliere de la Pleuréfie, & de la Péripneumonie.

'Après avoir fuffifamment défempli les gros vaiffaux, les véficatoires réuffiffent fouvent dans la pleuréfie & la péripneumonie, lorfqu'on les applique, dès les premiers jours, fur le

côté

côté où le point & la douleur se font
ressentir : on en entretient la suppuration , jusqu'à ce que les symptomes
de la maladie soient dissipés. Si, par
quelqu'accident , les crachats diminuent trop promptement , ou se suppriment , deux véficatoires appliqués
au gras des jambes rétabliffent ordinairement l'expectoration.

On doit faire un usage fréquent de
loochs adouciffans , pour entretenir
la soupleffe des muscles du larynx
& du pharynx : on les compose
de trois onces d'huile d'amandes
douces ou de celle de lin , d'une
once de syrop de guimauve ou de
de coquelicot , & d'un gros de blanc
de baleine : on y ajoûte avec succès
un scrupule d'antimoine diaphorétique. Les lavemens émolliens & laxatifs font très-néceffaires dans ces maladies : il faut en donner, au moins
deux chaque jour. Dès que l'inflammation eft diffipée ou très-modérée,
on rend les bouillons plus nourriffans:
on fait la tifane avec le chiendent &
la réglisse ; & l'on fait prendre , tous
les jours, trois prifes de l'apozème sui-

K

vant , en obfervant quatre heures d'inrervalle, de l'une à l'autre.

P. *De Racines de Piffenlit ,*

> *De Buglofe , de cha-*
> *que une demi-once.*

Faites - les bouillir , pendant demi-heure , dans une pinte d'eau commune : en ôtant le pot du feu , ajoû-tez-y ,

> *De Feuilles d'Aigrémoine ,*
>
> > *De Creffon de fon-*
> > *taine , de toutes en-*
> > *femble , parties éga-*
> > *les , une poignée.*

Laiffez infufer un quart d'heure : paffez par une étamine cet apozème ; divifez-le en trois prifes égales , & délayez dans chacune ,

> *De Miel de Narbonne , deux gros.*

Lorfque les garde-robes commencent à devenir liquides , par le moyen de ce remède , on fait fondre , tous les quatre jours, deux onces & demie de manne dans la premiere prife , jufqu'à une entiere convalefcence,

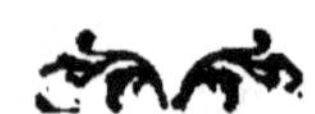

CHAPITRE X.

Fiévres utérines, à la suite de l'Accouchement.

LES fiévres, qui surviennent aux femmes en couche, à la suite de l'accouchement, ou les premiers jours de la couche, ont un caractere de putridité, ou l'acquierent en peu de tems. On distingue ces fiévres en *humorales* & en *nerveuses*. Les premieres dépendent d'une cacochymie, ou corruption d'humeurs, déja établie avant la fiévre. Les autres reconnoissent pour cause une irritation phlogistique, qui affecte le genre nerveux, met le désordre dans les sécrétions, dérange les lochies, corrompt les humeurs qui prennent un caractere de malignité toujours dangereux, & souvent funeste.

Symptomes des Fiévres utérines humorales.

Le pouls dans ces fiévres est petit

K ij

& fréquent. Il conserve un caractere de molleſſe, qui eſt l'effet ordinaire de la débilité des fibres des ſolides, & de la diminution, de la denſité de la partie rouge du ſang. La fiévre a tous les jours des exacerbations marquées. Il s'établit de legeres ſueurs habituelles, qui deviennent plus abondantes dans le relâche. Il n'eſt pas rare alors qu'il ſurvienne des éruptions à la peau, de mauvaiſe nature. Ordinairement les lochies ne ſont pas ſupprimées. Elles coulent, mais en petite quantité. Elles ſont d'abord d'un rouge pâle. Cette couleur ſe ſoutient à-peu-près la même, pendant toute la durée de la fiévre. Au lieu de blanchir, ſelon l'ordre ordinaire, elles deviennent glaireuſes & fétides. Les urines ſont blanchâtres, pâles, de mauvaiſe odeur. Les garde-robes ſont griſâtres, & n'ont point de conſiſtance. Souvent il ſurvient des cours-de-ventre fétides & glaireux, qui deviennent colliquatifs. Il ſe fait quelquefois des ſuppurations ſourdes. Il s'enſuit des maraſmes, des hydropiſies, & la mort.

Symptomes des Fiévres utérines nerveuses.

Ces fiévres font continuës, violentes, inféparables d'inquiétudes générales, d'anxiétés dans les entrailles. A
peine la maladie eft-elle déclarée, que
les lochies diminuent, fe fuppriment,
ou deviennent très-divifées, & de
mauvaife nature. La chaleur eft âcre
& mordicante ; le pouls gros, dur,
fréquent, & fouvent irrégulier. Les
défaillances font fréquentes. Il s'enfuit
quelquefois des taches pourprées, &
toujours des mouvemens fpafmodiques dans le bas-ventre ; une douleur
dans la région hipogaftrique, qui fe
propage jufques dans le vagin. Souvent une pareille douleur fe fait reffentir vivement au dos & aux aînes.
La langue eft jaunâtre & chargée ;
les urines font crues ; les déjections
fétides. La violence des fymptomes
intéreffe le méfentere, l'eftomac & la
poitrine. Ces accidens fe manifeftent
par des naufées, des vomiffemens, des
cardialgies, des douleurs pleuritiques,
des toux féches, des inflammations, & fe
terminent fouvent, par la gangrene & la
mort. K iij

Caufes des Fiévres utérines humorales.

Ces fiévres proviennent d'une cacochymie fcorbutique, dartreufe, fcrophuleufe, vénérienne, ou de toute
autre nature; d'un état valétudinaire
& de fouffrances, pendant des groffeffes laborieufes, d'une mauvaife
nourriture, d'excès ou de tout autre
abus commis, pendant la groffeffe:
de dérangement de l'eftomac, de glaires, de crudités, ou d'humeurs étrangeres pituiteufes, bilieufes dans les premieres voies; d'engorgemens pituiteux, bilieux ou fcrophuleux dans les
vaiffeaux capillaires des membranes de
l'eftomac & des inteftins grêles; de
pertes blanches abondantes, ou de
fuintemens fanguinolens, pendant la
groffeffe; de pertes confidérables
dans l'accouchement, & à fa fuite; de
chagrins ou d'une trifteffe chronique;
d'une atmofphere aqueufe, chaude &
humide.

Caufes des Fiévres utérines nerveufes.

Les caufes de ces fiévres font une
nourriture trop forte & mal choifie,

un ufage abufif de boiffons fpiritueufes, & d'alimens incendiaires, pendant
la groffeffe; un chyle mal digéré, mal
conditionné, qui a paffé dans les voies
de la circulation; un fang trop denfe
& trop animé; un tempérament
porté à la colere, aux inquiétudes &
aux paffions vives; une irritabilité extrême, ou trop exquife des fibres membraneufes; des irritations violentes faites dans l'accouchement à la matrice
& aux parties qui dépendent de ce
vifcere; des mouvemens fpaftiques,
ou des fpafmes fréquens, qui dépendent de l'irritation faite par cette violence.

*Vues curatives des Fiévres utérines
humorales.*

Lorfqu'une cacochymie fcorbutique, dartreufe, fcrophuleufe, vénérienne, eft la caufe principale des fiévres humorales utérines, on doit diriger les vues curatives de ces fiévres,
felon le caractere qu'elles ont pris dans
leur principe, & felon les indications
qui font particulieres à chacune. Cependant, fi les malades font dans un

épuisement qui ne permette pas de tenter les remedes propres à la maladie principale, il faut s'attacher d'abord à remédier au dérangement des premieres voies, à entretenir l'ordre des sécrétions, à favoriser les excrétions, & à réparer les forces, pour pouvoir ensuite, avec quelque succès, prendre la fiévre dans son principe, & en dissiper la cause.

On doit suivre ces dernieres indications dans les fiévres qui proviennent du dérangement des organes de la digestion. Lorsque l'épuisement, occasionné par des pertes, est une de leurs causes principales, il faut soutenir le ton des solides, qui fléchit, & rétablir la densité trop affoiblie de la partie rouge de la masse des liquides; c'est par ces mêmes moyens qu'on remédie à la débilité des fibres organiques, qui provient de la tristesse, & d'une atmosphere humide.

Vues curatives des Fiévres utérines nerveuses.

Rien n'est tant à craindre dans cette maladie, que les engorgemens inflammatoires. On doit d'abord s'occuper des moyens de les prévenir, en modérant la violence des symptomes. Les solides sont irrités, il faut calmer leur irritation, leurs fibres, leurs membranes ont pris un ton trop réhaussé, il est essentiel d'en modérer l'érétisme. Leurs mouvemens oscillatoires sont irréguliers ; leur action systaltique est gênée : il convient de les rectifier. La masse des liquides est trop dense & agitée trop irrégulièrement ; il faut la délayer & la rendre plus coulante, afin que sa circulation devienne plus égale, & qu'elle oppose moins de résistance à l'action irreguliere des vaisseaux. C'est par des secours propres à remplir ces objets, que l'on prévient des inflammations redoutables, qu'on les modere, qu'on rétablit les évacuations de la couche, & qu'on évite des gangrenes mortelles.

Méthode curative des Fiévres utérines humorales.

Lorsque les fiévres de cette espece ont un principe scorbutique ou dartreux, on peut, en même tems, re-

médier à leur cause & à leurs symptomes. La foiblesse même des malades n'y fait point d'obstacle, parce que
les remedes, que l'on emploie contre
le scorbut & les dartres, sont propres
à rétablir le ressort des solides, & la
densité de la masse des liquides. Il
n'en est pas de même des principes
scrophuleux & vénériens, lorsqu'ils sont
compliqués avec les causes des fiévres
humorales. Les remedes dont on se
sert pour la guérison des écrouelles &
de la vérole divisent les liquides, les
fondent, &, par une suite nécessaire,
relâchent de plus en plus le systême
des solides. Il est donc essentiel de retarder la cure de ces deux principes de
la fiévre humorale, jusqu'à ce que les
malades soient suffisamment rétablies
pour supporter les remèdes propres
aux écrouelles & à la vérole.

Dans ce cas, on est dans la nécessité de chercher d'abord à remédier à
la fiévre humorale, comme si elle ne
provenoit que d'une simple cacochymie. Comme la cure des écrouelles
& de la vérole doit être remise au
tems où les malades sont relevées de
couche, je ne la donnerai point dans

cet Ouvrage. On peut avoir recours
à des Traités particuliers fur ces maladies.

*Symptomes d'un principe fcorbuti-
que, dans les Fiévres humorales
utérines.*

Ces fymptomes font des laffitudes
fpontanées des extrémités inférieures,
une lourdeur de tout le corps, des
douleurs vagues dans les membranes,
fur-tout dans celles de la tête ; & des
bouffiffures au vifage. Les gencives
font fanguinolentes, fanieufes, & fouvent il furvient des taches rouges,
livides ou noirâtres aux extrémités, à
la poitrine ou ailleurs.

Lorfque quelqu'un, ou plufieurs de
ces fymptomes ont précédé la fiévre,
ou paroiffent avec elle, on doit lui
reconnoître un principe fcorbutique.

*Symptomes d'un principe dartreux
dans les Fiévres humorales utérines.*

Les dartres font une maladie de la
peau. Elles s'y élevent fous la forme

de petites puſtules pointues, très-nombreuſes, & diſpoſées par places plus ou moins grandes, ſelon le nombre des puſtules qui les forment. Elles ſont très-difficiles à guérir : cependant quelquefois elles ſe diſſipent, lorſqu'il s'eſt écoulé des boutons une ſéroſité très-legere, qui eſt toujours âcre & corroſive.

La matiere de l'inſenſible tranſpiration forme les dartres à la peau. Elle prend ſon caractere dartreux de la maſſe des liquides, principalement de la lymphe & de la ſéroſité du ſang. Si la qualité dartreuſe de la partie blanche du ſang ne produit pas cet effet par elle-même, c'eſt parce qu'elle n'eſt point une humeur purement dartreuſe, mais propre à fournir une tranſpiration dartreuſe : c'eſt ainſi que la maſſe du ſang fournit ſouvent des urines brûlantes, une bile âcre & corroſive, ſans avoir en elle ces qualités développées.

Une humeur dartreuſe, arrêtée à la peau, y acquiert par ſon ſéjour une âcreté plus irritante, & y devient de plus en plus corroſive. Si cette humeur est répercutée par quelqu'accident, ou par des topiques imprudemment appliqués à la peau, dans la vue de guérir les dartres, on ne fait que déplacer l'humeur dartreuse, qui se porte dans les membranes des entrailles, ou des visceres, les déchire, & y fait des plaies mortelles. Cette humeur étant résorbée dans la masse des liquides y met le trouble & le désordre, produit des fiévres & des maladies de langueur.

Il y a plusieurs especes de dartres. On me dispensera d'en faire la différence; elles sont toutes plus ou moins dangereuses, lorsqu'elles sont répercutées. J'observerai seulement qu'on les divise en *essentielles* & en *symptomatiques*. Celles-ci dépendent d'autres causes, telles que les écrouelles, la vérole, le scorbut. Il n'est que les remedes propres à ces maladies, qui puissent remédier aux dartres qui en dépendent.

Les dartres essentielles proviennent de la transpiration insensible dégénérée, & quelquefois d'une humeur bilieuse trop âcre, qui lui donne son caractere.

Méthode curative des Fiévres utérines humorales, qui tiennent d'un principe scorbutique.

Dès les premiers jours de la couche, les malades se nourriront de crêmes de riz, de gruau, de bouillies legeres de bled de turquie, ou de sarasin. Leur boisson ordinaire sera une infusion de scolopendre, qu'on adoucira avec du syrop de limons, ou d'épine-vinette. On donnera, tous les jours, un lavement émollient, excepté pendant le tems de la fiévre de lait.

Dès le second jour de la couche, on fera prendre, toutes les quatre heures, excepté pendant le tems du sommeil, cinq onces d'infusion d'armoise, de pied-de-lion, de botryx, de marrube blanc : on fera infuser dans la premiere prise un gros de rhubarbe concassée. On continuera de même, le troisieme jour.

Il est à propos de suspendre la rhubarbe, le quatrieme & le cinquieme jours, crainte de faire une diversion à l'humeur laiteuse, pendant le tems ordinaire de la fiévre de lait ; cependant rien n'empêche de continuer les infu-sions & les autres usages.

Le septieme jour de la couche, on fera infuser la rhubarbe, comme au-paravant, dans le premier verre de l'infusion précédente ; & l'on y fera fondre d'une jusqu'à deux onces & demie de manne, selon l'état de la malade.

Du neuvieme jusqu'au dix-huitieme jour de la couche, on ajoûtera du *beccabunga* à l'infusion ordinaire ; & on fera infuser, tous les jours, dans le premier verre, demi-gros de rhu-barbe : on y fera fondre de la manne, chaque cinquieme ou sixieme jour.

Si la fiévre se soutient après le dix-huitieme jour, & qu'elle soit compli-quée de symptomes scorbutiques, les malades feront leur boisson ordinaire d'une legere limonade cuite, ou d'une infusion *d'alleluya*. Elles prendront, deux fois par jour, le matin & l'après-midi, à la place des infusions, quatre onces, chaque fois, de suc épuré, de parties égales, de chicorée sauvage, de *beccabunga*, de cresson de fon-taine & d'oseille, ou *d'alleluya* ;

adouci avec demi-once de syrop de limons, ou d'épine-vinette. On purgera, tous les huit jours, pendant cet usage, jusqu'à ce que la fiévre & les symptomes scorbutiques soient dissipés.

Méthode curative de la Fiévre utérine humorale dartreuse.

Les symptomes de cette fiévre sont autant d'indications curatives, qui démontrent la nécessité de déterminer, en général, l'humeur dartreuse vers les voies de la transpiration ; de rappeller les dartres répercutées vers la partie de la superficie du corps où elles s'étoient établies, & d'évacuer par les garde-robes ce qui pourroit rester de cette humeur dans les voies générales de la circulation des liquides.

Les malades observeront une diéte exacte, semblable à celle qui est prescrite dans l'article précédent. Leur boisson ordinaire sera d'abord une infusion de laitue ou de chicorée sauvage. Elles prendront ensuite quatre prises, par jour, de six onces chacune, de l'apozème suivant, en observant quatre heures d'intervalle, d'une prife à l'autre.

P. *De Racines de Bardane,*
        De Patience fauvage,
           de chaque une once.

De Garance, trois gros.
Coupez par morceaux : faites-les bouillir, un quart d'heure, dans

    D'Eau commune, une pinte.
ajoûtez, en ôtant le pot du feu,

    De Fumeterre, une demi-poignée.
Laiffez-les infufer un quart d'heure, & paffez la liqueur par une étamine, pour l'ufage prefcrit.

On fera infufer féparément, tous les matins, dans la premiere prife, un gros d'iris de Florence ; & l'on purgera d'abord après le tems de la fiévre de lait, en ajoûtant à la premiere prife d'apozème deux onces de fyrop de fleurs de pêcher. On continuera l'apozème ; & l'on réitérera la purgation, tous les cinq ou fix jours, jufqu'à une entiere guérifon.

Il eft d'une néceffité abfolue, dès le commencement de la cure de cette maladie, d'appliquer un véficatoire fur les taches dartreufes, s'il en exifte, ou bien fur les parties où elles ont paru. Si ces parties sont trop délicates pour supporter les vésicatoires, on les appliquera aux environs, le plus près possible des taches dartreuses. On entretiendra la suppuration des vésicatoires, par les moyens ordinaires.

Méthode curative de la Fiévre utérine humorale.

Lorsque la fiévre utérine humorale dépend du désordre des organes de la digestion, on évacue les premieres voies avec des laxatifs alliés avec des stomachiques savonneux, pris dans la classe des végétaux qui ont cette qualité ; & l'on purge de tems en tems.

Si cette fiévre dépend d'un relâchement des fibres membraneuses, à l'occasion de quelqu'une des causes ordinaires de tels accidens chez les femmes en couche, on rétablit leur ton, & l'on soutient leur élasticité.

Pour remplir les premieres indications, on nourrit les malades avec des bouillons de volaille & de mouton : on fait infuser aussi dans chaque prise, en la faisant chauffer, quelques feuilles de chicorée sauvage, ou de pissenlit.

La tifane ordinaire fera une décoction
de chiendent où l'on fera infufer un
peu de réglifle. On donnera, chaque
jour, un lavement émollient, pour
entretenir la liberté du ventre, & l'é-
coulement des lochies.

Les malades prendront, tous les matins, trois prifes de l'apozème fuivant:

P. *De Germandrée,*

 Des Feuilles de Buglofe,

  *De Scolopendre, de
toutes enfemble, par-
ties égales, une poi-
gnée.*

Jettez le tout dans une livre & demie
d'eau bouillante: laiffez-le infufer un
quart d'heure ; paffez la liqueur par
une étamine : faites-y fondre,

 De Sel végetal, un gros.

Divifez en trois prifes égales, dont
chacune fera édulcorée d'une demi-
once de fyrop d'*althæa* de Fernel.

Le fixieme jour de l'accouchement,
on fera fondre dans le premier verre
d'apozème, deux onces, ou deux onces & demie de manne. On continuera ces apozèmes jufqu'au dixieme
jour de la couche ; & alors on en rendra le premier verre purgatif avec

deux onces & demie de manne, un gros de sel d'Epsom, & une once de syrop de roses pâles, composé. On réitérera cette purgation, tous les cinq à six jours, jusqu'à une entiere guéri-son. On augmentera la nourriture, après le déclin de la fiévre, en la ménageant toujours, selon l'état, les forces & le tempérament des malades.

Le relâchement des fibres des solides impose la nécessité d'avoir recours à des toniques proportionnés à la débilité des malades, & à l'irritabilité de leurs fibres nerveuses. On les nourrira avec des bouillons legers de mouton & de volaille, dans lesquels on fera infuser un peu de cannelle, ou de safran oriental. Elles prendront pour tisane ordinaire une limonade cuite, ou bien une tisane de chien-dent, adoucie avec le syrop de biga-rade, ou d'écorce d'orange.

Les malades prendront, toutes les quatre heures, pendant la journée, sans suspendre la tisane ordinaire, cinq onces de décoction de racine de petite valériane, ou de celle de chardon bé-nit, ou bien pareille dose d'infusion de calament, de pouliot de montagne,

de caffis, de petite fauge, ou de marrube blanc.

Chaque fixieme jour de cet ufage,
on ajoûtera dans la premiere prife un
gros de fel végétal & une once de fyrop de longue-vie, ou de rofes folutif.

Méthode curative des Fièvres utérines nerveufes.

L'eau de veau, de poulet, ou le
petit-lait, fuffifent au commencement
de cette maladie, pour boiffon & pour
nourriture. On fait une faignée du
bras, dès que la fiévre fe déclare, fans
attendre que les vuidanges diminuent,
ou fe fuppriment : on réitere la faignée, felon la violence de la maladie ; & on la modere, felon les forces des malades, & felon les pertes
ou évacuations plus ou moins abondantes, qu'elles ont éprouvées dans
l'accouchement & à fa fuite. On donne
trois lavemens par jour, en différens
tems, d'une décoction de mauve, de
guimauve, de bouillon-blanc, de
graine de lin. On applique fur le bas-
ventre des flanelles imbibées de la
même décoction.

S'il furvient quelque fymptome qui indique que la fiévre de lait fe complique avec la fiévre nerveufe, il eft prudent de ménager les faignées, pendant vingt-quatre heures, ou de les fufpendre, à moins que les fymptomes ne deviennent plus graves. Dans cette fâcheufe circonftance, on faigne pour modérer le danger imminent, auquel les malades font expofées, & pour en prévenir les fuites funeftes.

Les malades font extrêmement foibles, au commencement de la maladie. On leur accorde, de loin en loin, dans la journée, quelque cuillerée de bouillon : on augmente peu-à-peu cette nourriture, après la fiévre de lait ; mais elle doit toujours être très-legere, jufqu'au déclin de la maladie. Si les fymptomes de la fiévre nerveufe fe foutiennent ou augmentent, après le tems de la fiévre de lait, on continue les ufages précédens ; & on fait prendre, tous les foirs, aux heures du fommeil, vingt gouttes de la liqueur minérale anodine d'Hoffman, dans une taffe d'infufion de coquelicot, ou dans trois onces d'eau diftillée de pourpier, ou de laitue, qu'on

adoucit avec une cuillerée de syrop
de *Stæchas*, ou de *Nymphæa*.

Quelquefois les malades sont fatiguées, au commencement de la maladie, & dans ses progrès, de nausées
fréquentes, d'envies de vomir, &
même de vomissemens. Si la langue
est chargée de limon, ces accidens dépendent d'embarras dans les premieres voies ; si, au contraire, elle est
séche & animée, ils sont un effet de
l'irritation nerveuse. Dans le premier
cas, il est nécessaire de faire vomir les
malades, avec ménagement, en leur
faisant prendre de l'eau tiéde émétisée : dans le second, il faut rapprocher la boisson, faire des fomentations émollientes sur le bas-ventre ;
donner, toutes les quatre heures, cinq
onces d'une émulsion legere, avec les
semences froides, & celle de pavot
blanc, qu'on adoucit avec le sucre.
Si le vomissement spasmodique ne
cesse pas, on rend l'émulsion plus
calmante, deux fois par jour, le matin, avec deux gros de syrop de Karabé ; & le soir, avec six gros du
même syrop. Il faut suspendre l'usage
de ce syrop, dès que le vomisse-

ment a ceſſé. On continue ou l'on ſupprime les émulſions, à raiſon des ſymptomes qui ſubſiſtent. S'ils ſont modérés, on en prend moins ; s'ils ont ceſſé, on n'en prend plus ; mais, s'ils reſtent les mêmes, on en continue l'uſage.

Il arrive quelquefois que les émulſions s'aigriſſent dans l'eſtomac : on leur ſubſtitue alors une infuſion de laitue & de coquelicot, avec le même ſyrop, le matin & le ſoir.

Dès que les ſymptomes de la maladie ſe moderent, on fait uſage d'une legere tiſane de chiendent & de régliſſe, qu'on aiguiſe avec le tartre émétique extrêmement noyé ; on l'emploie ſelon la formule ſuivante,

P. *De Tartre ſtibié, deux grains.* Faites-le fondre dans demi-livre d'eau commune : étendez, toutes les heures, une cuillerée à bouche de cette eau émétiſée dans un verre de la tiſane ordinaire.

On rendra par ce moyen la tiſane plus ou moins laxative, ſelon que les indications l'exigeront, en rapprochant ou en éloignant les priſes d'eau émétiſée, ou bien en en employant
plus

plus ou moins, felon fon effet. Cet ufage ne doit pas exclure celui des lavemens qu'il faut continuer à l'ordinaire.

Lorfque la liberté du ventre fera conftamment établie, on purgera les malades avec deux onces & demie, ou trois onces de manne, pour reprendre enfuite l'ufage de l'eau émétifée : tous les trois ou quatre jours, on réitérera la manne. On continuera ainfi fucceffivement l'eau émétifée, & la manne, jufqu'à une entiere guérifon.

Remarques fur les Eruptions pourprées dans les Fiévres utérines humorales & nerveufes.

Les fiévres utérines humorales & nerveufes font quelquefois compliquées d'éruptions pourprées, qui exigent l'attention la plus férieufe. Ces éruptions font trop différentes entre elles, pour avoir pu en traiter dans ce Chapitre, de façon à faire connoître leurs différens caracteres, le danger auquel elles expofent les malades, & les moyens de les guérir : j'y fupplée par le Chapitre fuivant.

L

CHAPITRE XI.

Pourpre ou Eruptions pourprées des Femmes en couche ; leur différence.

LE pourpre, auquel font fujettes les femmes en couche, eft diffé-rent de celui qui furvient dans les maladies dont on ne doit pas rap-porter la caufe aux fuites de l'accou-chement.

Les éruptions de cette efpece s'é-levent à la peau, en forme de puftu-les femblables à des grains de mil-let : elles font rouges & blanches. C'eft à raifon de leur figure, & de leur couleur, qu'on les diftingue en *puf-tules miliaires pourprées*, ou bien *en pourpre rouge*, & en *pourpre blanc*.

Les puftules rouges ont des véfi-cules plus ou moins grandes, fuper-ficielles, qui contiennent un fluide : les blanches font des efpeces de nœuds affez profondément inhérens à la peau; elles paroiffent rudes fous la main.

Les puſtules blanches ſont de deux
eſpeces : les unes contiennent une
humeur épaiſſe ; les autres ſont dia-
phanes, & contiennent une humeur
claire & cryſtalline. Les unes & les
autres rendent une odeur ſinguliere,
qui leur eſt propre.

Troiſieme eſpece d'Eruption propre aux
Femmes en couche.

On remarque, chez les femmes en
couche, une troiſieme eſpece d'éruption qui paroît tenir à la qualité des
pourprées : elle ſe manifeſte par des
taches irrégulieres, qui, à peine excedent le niveau de la peau ; elles y
font des excoriations, ou de legeres
ulcérations.

Tems auquel les Eruptions pourprées
ſe manifeſtent ; leur progrès, leur
durée.

Le pourpre des différentes eſpeces
commence ordinairement, le troiſieme, quelquefois le ſeptieme, le
dixieme, ou le quatorzieme jour après
l'accouchement. Les puſtules paroiſ-

sent d'abord au cou ; s'étendent vers
la poitrine , le dos , *l'abdomen* , &
gagnent insensiblement les extrémités supérieures & les inférieures , &,
couvrent enfin toute la superficie du
corps : elles ont plus ou moins de
durée , selon qu'elles sont aiguës ou
chroniques , benignes ou malignes.

Division du Pourpre des Femmes en couche.

Le pourpre est divisé en *benin* &
en *malin*. Le benin est sans fiévre ,
& ses symptomes ne sont pas dangereux. Le malin est toujours avec fiévre , & ses symptomes présentent le
danger dont les malades sont mé-
nacées.

Pourpre benin.

Les pustules rouges sont ordinairement moins dangereuses que les
blanches : elles sont souvent chroniques , périodiques , & sans fiévre.
Quelquefois ce pourpre est aigu &
avec fiévre : cependant lorsqu'il a
duré quelque tems , la fiévre cesse &
les pustules sont alors sans danger. Si

les puſtules rouges ſe métamorpho-
ſent en puſtules blanches, elles deviennent malignes. Le pourpre des
femmes cacochymes, & celui qu’on a
altéré par des remèdes donnés mal-
à-propos, durent pluſieurs mois.

La miliaire blanche, lorſqu’elle
n’eſt point cryſtalline, & les taches
pourprées, ſans fiévre, peuvent être
miſes au rang des benignes, à moins
qu’elles ne ſoient répercutées, ou
rendues de mauvais caractere, .par
des erreurs dans le régime de vie, par
des excès, par des paſſions : on peut
les mettre alors au rang des métaſtaſes les plus dangereuſes.

Pourpre malin.

Le pourpre blanc eſt plus aigu que
le rouge. Il eſt très-rare qu’il ſoit
ſans fiévre, lorſque les puſtules ſont
tranſparentes & cryſtallines : on doit
les regarder alors, comme un ſymp-
tome de fiévre maligne. Le pourpre
de cette eſpece n’a pas des retours
auſſi fréquens que le rouge. Les jeunes femmes tendres & délicates y
ſont plus ſujettes que celles qui ſont

plus avancées en âge ; celles-ci font
plus expofées que les autres aux puftules rouges.

Signes & Symptomes , en général, qui
précedent, & ceux qui accompa-
gnent les Eruptions pourprées.

Les éruptions pourprées des femmes en couche font précédées d'une
horripilation qui eft bientôt fuivie
de chaleur, de laffitude, d'un abbatement des forces, toujours extrême.
Les malades fouffrent d'un ferrement
d'entrailles, & de poitrine, qui les op-
preffe, au point de leur caufer de grands
foupirs, ou de fortes infpirations. Elles font agitées par des inquiétudes
générales, par des infomnies, ou des
fommeils entre-coupés : elles éprouvent, vers la région du dos, des douleurs poignantes, & reffentent fous la
peau des alternatives de friffons &
de chaleur, qui font plus particuliérement fenfibles à la paume des mains.
Les lochies deviennent irrégulieres,
diminuent ou fe fuppriment.

Dès que les puftules s'élevent à la
peau, les fymptomes qui les avoient

précédées , semblent diminuer : le
pouls, qui étoit dur avant l'éruption,
devient plus libre & plus souple ;
l'abbatement des forces est moins extrême , & la peau moins desséchée :
le ventre qui étoit serré se relâche,
les malades rendent des vents & même
des garde-robes : les pustules s'étendent, grossissent & se remplissent
d'une ichorosité fétide ; les urines sont
moins chargées, & les sueurs sont
d'une fétidité particuliere à cette maladie.

Les taches pourprées causent de
legeres perturbations de l'esprit ; elles
n'ont point un caractere critique :
cependant, de leur nature, elles ne
sont ni malignes ni mortelles. Ces
taches durent souvent près de deux
mois, & se portent de partie en partie , de même que les érésipelles : il
est très-ordinaire qu'elles parcourent
tout le corps, avant que de se dissiper totalement.

*Signes & Symptomes qui indiquent que
les Eruptions pourprées sont dangereuses, & doivent étre funestes.*

Lorsqu'avec des éruptions pour-
L iv

prées, le pouls reste dur & fréquent, que les malades ne dorment pas, qu'elles ont des inquiétudes générales, & une difficulté de respirer, on doit craindre les suites de ces symptomes : le danger est plus grand, s'ils ont lieu après que les pustules ont disparu. Lorsque les urines chargées & troubles deviennent en peu de tems copieuses, claires, limpides ou pâles ; lorsque les envies d'uriner sont fréquentes & continuelles, ou qu'il survient une diarrhée avec douleur, la gangrene des visceres du bas-ventre ne précede la mort que de peu de tems.

Si les pustules pourprées paroissent & disparoissent, sans aucune diminution des symptomes ; si l'humeur pourprée n'est pas évacuée par quelque voie, après s'être effacée à la superficie ; si l'oppression est considérable, si la gorge se resserre ; si l'abbatement des forces, les inquiétudes, les anxiétés augmentent, le péril est prochain.

Les malades sont dans le plus grand danger, si, lorsqu'après que les pustules sont rentrées, elles ressentent une chaleur brûlante dans l'intérieur du corps, tandis qu'elles friffonnent à l'extérieur, ou bien lorfque l'extérieur eft chaud, & qu'elles reffentent dans l'*abdomen* un froid confidérable. Lorfque ces fymptomes ont lieu, la raifon s'égare : il furvient un vomiffement de matieres verdâtres, les forces s'abbatent, la poitrine s'engorge, les yeux deviennent hagards ; il s'enfuit des foibleffes, des fyncopes, la gangrene & la mort.

Caufes des Eruptions pourprées des Femmes en couche.

Les femmes riches, qui menent une vie oifive & fédentaire, qui dorment beaucoup, fur-tout pendant le jour, & veillent pendant la nuit ; celles qui fe livrent au penchanr qu'infpire le luxe, qui jouent avec paffion, qui fe nourriffent d'alimens incendiaires, qui fe font une habitude abufive de l'ufage du thé, du café, du chocolat, de vin pur, de liqueurs fpiritueufes, & qui fe livrent aux paffions de l'ame, font fouvent affligées, dans leurs couches, de puftules pourprées.

Les femmes cacochymes, les va-

L v

létudinaires, celles qui font d'un tempérament délicat ; les pléthoriques, qui
ont négligé de fe faire faigner pendant
leur groffeffe ; celles qui ont eu, pendant la groffeffe, des fiévres, des dérangemens des digeftions, des cours-de-
ventre, & qui n'ont pas eu recours
à propos à des purgatifs & à d'autres
fecours néceffaires, font très-expo-
fées aux éruptions miliaires malignes.

De tels dérangemens, de tels défordres, font autant de caufes des éruptions pourprées des femmes en couche, qui font ordinairement décidées
par des accouchemens laborieux, par
des pertes de fang, par du froid pris
à la fuite de l'accouchement, par
des lochies de mauvaife qualité, irrégulieres, trop diminuées ou fupprimées, par le lait, retenu, reper-
cuté, &c.

Méthode curative des Eruptions pour-
prées benignes.

Les vues curatives des puftules benignes doivent être fixées fur celles
de la nature ; elle feule doit fervir de
modèle : il ne s'agit que de la feconder en favorifant l'éruption.

Le regime de vie doit être sobre &
modéré , les alimens aisés à digérer,
doux & humectans. On fait prendre,
plusieurs fois dans la journée, une legere infusion dégourdie de quelqu'une des plantes diaphorétiques ,
adoucie avec du sucre ou du miel.
On fait fondre dans chaque prise quatre grains de nître purifié : il suffit
d'en prendre quinze grains, chaque
jour, qu'on distribue selon la quantité
de la boisson. Les plantes les plus
convenables pour ces infusions sont
le petit capillaire, la véronique mâle,
le thé, la bourrache, le cassis, les
fleurs de sureau , de tilleul : le coquelicot convient beaucoup aux heures du sommeil.

Il est nécessaire deprocurer ou d'entretenir la liberté du ventre , par le
moyen des lavemens , avec la décoction des plantes émollientes , dans laquelle on délaye, une fois tous les deux
jours , deux onces de miel commun,
ou pareille dose de casse mondée. On
fera prendre , tous les quatre ou cinq
jours , â commencer dès que les éruptions sont dissipées, ou en grande partie , deux onces & demie de manne

dans une décoction de germandrée. Si la premiere purgation ne procure pas des évacuations suffisantes, on fait fondre dans chacune des autres un gros de sel végétal.

Si les taches s'excorient, il ne faut faire autre chose que les couvrir d'un linge fin, enduit de cérat de Galien, ou de beurre frais. Il ne faut pas négliger cette précaution, pour empêcher que les excoriations ne dégénerent en ulceres.

MÉTHODE PRÉSERVATIVE & curative des Eruptions pourprées malignes.

Moyens de prévenir les Eruptions pourprées malignes.

De toutes les éruptions en tout genre, il n'en est point qui se dissipent, reviennent & se rétablissent aussi promptement que les pustules pourprées des femmes en couche : il n'en est point qui causent autant de dérangemens & de picotemens à la peau ; il n'en est point dont la cure soit aussi délicate & aussi difficile, parce qu'il n'eſt point de malade auſſi ſuſceptible que les femmes en couche , des impreſſions des remèdes donnés mal-à propos , & des moindres fautes commiſes dans le régime de vie. Tout menace leur vie, juſqu'à la moindre irrégularité de l'atmoſphere : leurs maladies , même les plus legeres , les plus benignes de leur nature , prennent le caractere des endémiques qui règnent alors ; celui des épidémiques putrides & malignes , principalement celui des rougeoles , des petites-véroles , & des taches pourprées , étrangeres à l'état de couche. Comme dans de telles maladies , tout eſt danger , tout eſt péril , l'intelligence & la ſageſſe du médecin doivent concourir d'un pas égal à prévenir des ſuites funeſtes.

La nature, d'abord après l'accouchement , eſt occupée à ſe débarraſſer , par différens excrétoires , d'humeurs étrangeres , accumulées , pour ainſi dire , pendant la groſſeſſe , dans les vaiſſeaux de différens genres , & dans le tiſſu cellulaire. On connoît les maux infinis que produiſent ces humeurs , lorſqu'elles ſont retenues , en

général, dans le système des vaisseaux,
&, en particulier, dans les visceres. Il
en provient des fiévres putrides, des
fiévres malignes, & principalement
des éruptions pourprées, de la plus
mauvaise nature. Il est essentiel de
favoriser ces excrétions, avec un ménagement propre à les solliciter & à
les soutenir, plutôt qu'à les provoquer. On établit les femmes en couche dans des chambres, & on les
place dans des lits dont la chaleur
soit modérée ; si elle étoit trop forte,
elle agiroit irréguliérement sur le systême des solides ; & la matiere trans-
pirable se porteroit vers la superficie,
avec trop d'abondance & d'irrégularité : si elle ne l'étoit pas assez, la matiere de la transpiration ne porteroit
pas à la peau ; elle séjourneroit dans
les vaisseaux capillaires de la superficie. Dans le premier cas, les sécrétions seroient troublées ; les humeurs
nécessaires, & les excrémenteuses res-
teroient confondues les unes avec les
autres, & s'échapperoient par cette
voie, avec bien plus de perte que
d'avantage pour les malades. Dans le
second cas, la matiere de la transpi-

ration feroit retenue dans les vaiffeaux, y refteroit ifolée, ou confondue dans la maffe des liquides, & y cauferoit des défordres, felon fa nature.

La boiffon fera dirigée felon ces vues ; elle ne doit être ni chaude ni froide, mais feulement tiéde ou dégourdie : on la fait d'infufions de plantes diaphorétiques ; ce font les mêmes que celles qui font indiquées dans la Méthode curative des Eruptions benignes.

Des bouillons legers fuffifent pour la nourriture des malades, dans les premiers jours des couches : on les rend enfuite plus nourriffans, s'il ne furvient pas de fiévre éruptive ; s'il en furvient, la diéte doit être des plus féveres.

Lorfqu'à la fuite de l'accouchement, les malades reftent agitées d'inquiétudes, ou de mouvemens fpafmodiques, avec le pouls fréquent, & des chaleurs d'entrailles, on fait fondre dans chaque pinte de la boiffon ordinaire quinze grains de nître purifié ; & l'on étend, le matin & le foir, dans une taffe d'infufion de coquelicot, depuis quinze jusqu'à vingt gouttes de la liqueur minérale anodine d'Hoffman.

Si les lochies ne s'établiſſent pas dans l'ordre naturel, avant l'éruption; ou bien ſi elles ne ſont pas aſſez abondantes, ou ſe ſuppriment, on a recours à la ſaignée, pourvu que ces accidens ne proviennent pas de grandes pertes qui ayent précédé; la ſaignée alors ſeroit nuiſible. Lorſque cette évacuation eſt devenue néceſſaire, elle eſt indiquée par la plénitude des vaiſſeaux, par des oppreſſions, des mal-aiſes, des inquiétudes, ſouvent par des peſanteurs de tête, & des aſſoupiſſemens. Il faut s'informer, dans cette circonſtance, pour pouvoir ſe décider en faveur de la ſaignée du bras, ou celle du pied, ſi les malades ſouffrent de la tête, ou de la poitrine, plus que des reins & du bas-ventre : dans le premier cas, la ſaignée du pied eſt néceſſaire ; dans le ſecond, c'eſt celle du bras, ſur-tout ſi l'*abdomen* eſt douloureux & tendu.

Il eſt néceſſaire, pour prévenir l'éruption, ou pour la rendre plus modérée, de tenir le ventre libre, & de calmer l'irritation des entrailles : on donnera, tous les matins, un ou deux lavemens d'une décoction adoucissante & émolliente.

Lorsqu'après l'accouchement, les malades ont du degoût, des nausées, des envies de vomir, ou des vomissemens, la langue chargée de limon, ou d'autres symptomes qui indiquent que les premieres voies sont chargées d'humeurs bilieuses, de glaires ou de crudités qui se sont préparées pendant la grossesse, il est essentiel d'y remédier avant la fiévre éruptive, ou celle de lait : si ces embarras des premieres voies subsistoient, les éruptions deviendroient malignes ; & la fiévre de lait dégénéreroit en fiévre putride. De tels symptomes exigent un vomitif, avant l'éruption des pustules : le tartre stibié est préférable à tout autre, par rapport à la sûreté de son effet. On en fait fondre deux grains dans une pinte de petit-lait, ou de la tisane ordinaire, pour en faire prendre un verre, chaque quart d'heure, jusqu'à ce qu'il ait fait suffisament vomir : on facilite le vomisfement par une ample boiſſon d’eau tiéde. Après l’effet de ce remède, on modere l’agitation qu’il a cauſée, par des boiſſons théïformes délayantes & nîtrées.

Les cours-de-ventre des femmes groſſes, qui ſont robuſtes, ceſſent ordinairement avec l’accouchement ; ceux des femmes cacochymes, ou valétudinaires, continuent ſouvent pendant la couche ; ces évacuations exigent un prompt ſecours, tant par rapport à l’épuiſement qu’elles occaſionnent, que parce qu’elles rendroient les éruptions pourprées de mauvaiſe nature. Les organes de la digeſtion ſont toujours relâchés dans ces circonſtances : on doit chercher à rétablir leur ton, & à le ſoutenir. On fera bouillir, à cet effet, deux gros de cachou dans trois demi ſetiers d’eau commune, pendant un quart d’heure : on y ajoûtera, en ôtant le pot du feu, pour infuſer, deux gros de rhubarbe concaſſée, & vingt grains de cannelle, pour en faire prendre deux ou trois onces, toutes les trois heures, juſqu’à la fiévre de lait, ou l’éruption des puſtules. On ſuſpend alors

tous les remèdes ; & on prescrit une
tisane que l'on fait avec la corne-de-
cerf calcinée , & les plantes diaphorétiques.

Méthode curative des Eruptions pourprées malignes.

Si les éruptions s'établissent, malgré les précautions indiquées dans l'article précédent , ou pour ne pas les
avoir prises , il faut suspendre toutes
sortes de remèdes , & s'en rapporter
à la nature. On continue les tisanes :
on y ajoûte seulement la corne-de-
cerf , la racine de scorsonere & la réglisse. La tisane des femmes en couche doit être tiéde : si elle ne l'étoit
point , elle causeroit des frissonemens
dans tout le corps , des détresses , &
les pustules rentreroient. Si la boisson
étoit chaude , elle troubleroit l'éruption , épuiseroit par les sueurs, & causeroit des foiblesses & des syncopes.
Tout excès est nuisible , pendant
les éruptions , jusqu'aux variations
du chaud au froid , & du froid au
chaud , même dans les chambres des
malades.

On doit également s'abstenir de toutes sortes de médicamens échauffans, de potions cordiales & diaphorétiques : le vin même altéreroit les éruptions, & les rendroit de mauvaise nature. Cependant, lorsque le pourpre rouge est mêlé avec le blanc, que la chaleur des entrailles est considérable, & que le pouls est plein & fréquent, il faut ajoûter le nître aux infusions délayantes & diaphorétiques.

Si l'éruption se fait avec trop de lenteur, si les pustules malignes paroissent & disparoissent alternativement ; si elles se flétrissent, il faut que la boisson soit plus chaude que tiéde, & il est d'une nécessité absolue d'appliquer à chaque jambe un emplâtre vésicatoire. On a appris, par l'expérience & l'observation, que, dans des cas semblables, les vésicatoires ont produit des changemens sensibles, en favorisant l'éruption, & en en prévenant les accidens. Il convient aussi de faire prendre, de tems en tems, par cuillerées, des potions faites avec les eaux distillées de mélisse simple, de scorsonere, de chardon bénit, de menthe, de fleurs d'orange : on mêle deux ou trois de ces eaux, à doses égales ; & on les adoucit avec le syrop d'œillets. Il faut suspendre cette potion, lorsque les pustules sont ressorties, & la reprendre, dès qu'elles paroissent se flétrir : c'est avec de telles précautions qu'il faut en faire usage, pour qu'il n'arrive pas d'inconvénient.

La violence des symptomes cause souvent des insomnies & des inquiétudes : on ajoûte alors à une cuillerée de potion quatre ou cinq gouttes de la liqueur minérale anodine d'Hoffman ; ou bien on donne à leur place, le soir seulement, un bol de quatre grains de pilules de cynoglosse, & de douze grains de thériaque. Si enfin les pustules ne se rétablissent point, ou si elles n'acquierent pas une stabilité constante, on substituera, dans le jour seulement, à la liqueur minérale quatre gouttes de teinture de myrrhe, ou de *castoreum*, qu'on réitérera, de trois en trois heures, ou plus souvent, selon que le cas sera plus ou moins grave & urgent.

La saignée devient souvent nécef-

faire, lorsque, pendant l’éruption, &
lorsqu’elle est établie, les symptomes
deviennent plus graves & plus violens, sur-tout si l’on a lieu de craindre l’apoplexie, l’inflammation ou
la gangrene : s’il reste alors à la nature quelque ressource, ce n’est que
par la saignée qu’on peut la développer, & la rendre utile.

La constipation & le cours-de-ventre sont pernicieux dans les éruptions
pourprées : ceux-ci les empêchent de
se former à la peau, par une diversion trop décidée; & l’autre leur donne
un mauvais caractere : il en résulte des
maux infinis. Si la boisson abondante
ne remédie pas à des constipations
rebelles, on doit, sans hésiter, aigui-
ser la tisane ordinaire avec le tartre
stibié : il suffit d’en mettre un grain
sur chaque pinte de cette boisson
qu’on ménagera de façon qu’elle ne
procure que deux garde-robes par
jour, & non pas au-delà.

Il n’est point de prétexte, ni de pré-
jugé qui, dans de telles circonstances, doive faire tolérer l’usage des
sels neutres, principalement du sel de
duobus : il seroit pernicieux. On ne

doit permettre les purgatifs les plus doux, que lorsque les éruptions déclinent, se dissipent naturellement, & que les symptomes de la fiévre diminuent avec elle.

Lorsque les évacuations sont trop abondantes, une tisane faite avec la corne-de-cerf rapée & torréfiée, & la mie de pain, peut être de quelque secours. Si les forces sont abbatues, on étend dans chaque pinte deux ou trois cuillerées à bouche d'eau de fleurs d'orange : on peut aussi y faire infuser quelque plante aromatique.

Le dévoiement étant cessé, & les éruptions dissipées, il faut avoir recours à des purgatifs doux & toniques, tels que les infusions de rhubarbe, de mirobolans citrins, la décoction de tamarins, dans lesquelles on dissout la manne, dont on régle les doses, selon le tempérament, la force, ou la débilité des malades.

Si, vers l'état ou le déclin de la maladie, il survient des signes de colliquation, tels que des sueurs nocturnes abondantes, des diarrhées séreuses, des hémorrhagies, une pesanteur dans tout le corps, une foi-

blesse générale des extrémités, une
couleur à la base des pustules, brune
ou livide, on fait usage de tisanes,
avec les tamarins, le citron, la bigarade, le quinquina, la cascarille.
On étend dans ces tisanes de l'esprit-
de-vitriol, ou de soufre, jusqu'à une
agréable acidité.

Les pustules pourprées chroniques
exigent de sérieuses attentions, sur-
tout lorsqu'elles durent des mois entiers, & qu'elles sont périodiques. Si
elles dépendent de vices scorbutiques, dartreux, scrophuleux, vénériens, on ne les guérit que par des
remèdes propres à la maladie dont
elles ont pris le caractere que l'on distingue par des signes qui lui sont propres.

Si les pustules ne sont qu'un effet
de l'affection pourprée, on fait un
long usage d'apozèmes faits avec les
racines de patience sauvage, de pissenlit, de bardane, d'oseille, de char-
don-bénit, de chardon-roland : on
y fait infuser la fumeterre, la chicorée sauvage, la germandrée, la
rhubarbe concassée, à petites doses;
& l'on prescrit un régime de vie convenable

venable au caractere des puſtules, à leur complication avec d'autres maladies, & au tempérament des malades.

CHAPITRE XII.

Œdèmes des extrémités inférieures des Femmes en couche.

L'ŒDÈME, en général, eſt une tumeur blanche, molle, ſans inflammation, cédant à l'impreſſion du doigt, & la retenant quelque tems.

Caractere de l'Œdème.

Cette maladie doit être regardée comme une hydropiſie des extrémités inférieures : elle ne diffère des autres hydropiſies, que par les parties qu'elle occupe. Dans la cavité du ventre, c'eſt une aſcite : dans la poitrine, c'eſt une hydropiſie de poitrine ; dans la tête, une hydrocéphale ; dans toute la ſuperficie du corps, une anaſarque ou leucophlegmatie.

M

Symptomes de l'Œdème.

L'œdème, à mesure qu'elle augmente, cause une pesanteur & une
tension dans les membres ou dans les
parties qui en sont attaquées ; elle est
froide à la main de ceux qui la tou-
chent : cependant ce froid ne se fait
pas ressentir aux malades ; elles ne s'en
apperçoivent pas. Le ventre, dans
cette maladie, est tantôt resserré, tantôt lâche : les urines sont pâles, épaisses, & en très-petite quantité ; la peau
devient enfin luisante, séche ou transf-
parente, au point que l'on apperçoit
les vaisseaux sanguins.

Lorsque l'œdème des femmes en
couche se forme, elle se porte quelquefois d'une extrémité à l'autre, & revient
à celle où elle avoit commencé. Il se fait
de la sérosité qui produit l'œdème des
métastases successives ; elle se fixe enfin : les malades sont heureuses, lorsque ce n'est pas dans les visceres.

Causes de l'Œdème des Femmes en couche.

Ces causes sont un tempérament

délicat & pituiteux, de grandes pertes de fang, ou des fuppreffions des vui- danges.

Dans les tempéramens délicats & pituiteux, les membranes des vaif- feaux perdent de leur reffort & de leur élafticité, par le travail, les dou- leurs de l'accouchement, & les per- tes de l'accouchement & de la cou- che. Les vaiffeaux lymphatiques n'ont que très-peu d'élafticité qui leur foit propre, & manquent d'une action fuffifante pour continuer & pour foute- nir la progreffion de la lymphe, des ex- trémités inférieures vers le cœur : elle s'arrête dans fes propres vaiffeaux, s'in- filtre dans le tiffu cellulaire, y croupit & forme des tumeurs œdémateufes.

Le fang eft appauvri par de gran- des pertes : les molécules de ce li- quide déclinent de leur union; & le défordre fe met dans leur concours : la férofité fe dégage, s'en fépare, paffe, s'infiltre ou s'épanche dans le tiffu cellulaire des extrémités, ou re- lâche les folides, de plus en plus : de- là des tumeurs, des œdèmes.

La fuppreffion des vuidanges donne occafion à ce que les vaiffeaux du sang, sur-tout ceux des visceres du bas-ventre, s'engorgent, se gonflent, se roidissent, & ne conservent qu'une élasticité forcée, qui retarde la progression des liquides : la lymphe, la sérosité, trouvent par-tout dans ce désordre, des obstacles qui s'opposent à leur progression des extrémités vers le centre ; elles s'arrêtent, se dévoient, s'infiltrent ou s'épanchent dans le tissu cellulaire, & forment des tumeurs œdémateuses aux jambes & aux cuisses.

Indications curatives de l'Œdème des Femmes en couche.

Donner de la densité aux fluides des femmes qui sont d'un tempérament pituiteux ; du ressort, & de l'activité à leurs solides : remédier à l'appauvrissement du sang de celles qui sont épuisées par des pertes ; relever le ton de leurs fibres organiques, de leurs membranes, & soutenir leur élasticité ; diminuer la quantité des liquides, qui engorgent les vaisseaux dans la suppression des vuidanges : modérer l'érétisme des solides, & rétablir leur souplesse élastique ; telles sont les vues

curatives générales , que l'on doit
remplir dans cette maladie.

MÉTHODE CURATIVE
de l'Œdème des Femmes
en couche.

Cure de l'Œdème qui provient de la débilité du tempérament.

On remédie à l'œdème qui provient d'un tempérament foible & pituiteux , par un régime fortifiant, fans
être incendiaire, par des apéritifs , des
diurétiques , par de legers purgatifs toniques , & par le fecours de la
gimnaftique.

La nourriture doit confifter en des
potages à la viande, avec des carottes,
des oignons, des poireaux : on y fait
infufer du cerfeuil , du creffon de fontaine , du *beccabunga* , du céleri ; on
permet l'ufage de la chicorée fauvage,
de l'endive , des cardons , des arti-
chauts préparés au bouillon, du bifcuit de mer, des rôties au vin & au
fucre.

On fera la boiffon ordinaire d'infufions & de décoctions de fruits d'al-

kekenge, de turquette, de racine de *calcitrapa*, & de saffafras, nitrées, qu'on adoucira avec du sucre, ou avec le syrop des cinq racines apéritives.

Les malades prendront, tous les matins, ou de deux jours l'un, selon leurs forces, deux taffes de décoction de bayes de geniévre, dans laquelle on fera infuser deux scrupules, ou un gros de rhubarbe concassée, en observant une heure d'intervalle, d'une prise à l'autre. Elles se purgeront, tous les huit jours, avec deux gros de séné mondé, en infusion, un gros de sel végétal, & deux onces de manne. On fera, deux fois par jour, le matin & le soir, des frictions séches, très-legeres, sur tout le corps, avec des linges à demi-ufés, ou bien avec des broffes d'Angleterre.

Cure de l'*Œdème* occafionné par de grandes pertes.

On doit donner l'attention la plus férieufe à l'abbatement des forces, qui est, chez les femmes en couche, la fuite ordinaire des grandes pertes; mais, comme la réparation des forces n'est pas de la compétence de l'art,

on ne peut l'attendre que de la feule
nature. Rien ne la feconde auffi
utilement qu'un régime de vie, propre à l'état d'épuifement, où font les
malades, & que l'éloignement des paffions de l'ame, & des excès de toutes les efpeces.

La viande des jeunes animaux,
pourvu qu'ils foient parfaitement formés, eft la plus nourriffante, la plus
reftaurante, & la plus à la portée des
eftomacs foibles : la jeune volaille
l'eft plus que la vieille ; l'agneau l'eft
plus que le mouton, le veau plus que
le bœuf. Un ancien préjugé avoit
prévalu contre cette vérité ; mais enfin elle a été développée par la raifon, éclairée par l'expérience, & con-
firmée par l'obfervation.

Les pertes des liquides & des folides, les forces des uns, & la denfité
des autres, ne font réparées que par
le chyle & le fuc nourricier. Le bon
chyle eft le réfultat des digeftions ai-
fées & faciles : il répare & nourrit le
fang, felon fa nature. Le chyle & le
fuc nourricier font le produit de la
fubftance gelatineufe des alimens :
cette fubftance eft moins développée

& moins abondante dans les vieux animaux que dans les jeunes ; elle est moins analogue à la qualité du suc nourricier, & moins propre à rétablir la substance des solides. D'ailleurs la viande des jeunes animaux exige moins de travail, du côté de l'estomac, pour être digérée ; & les sucs digestifs la pénetrent, la divisent & la convertissent en chyle, avec moins de difficulté que des viandes plus fermes, plus denses, & plus compactes, telles que celles des vieux animaux.

Les farineux tiennent la premiere place, parmi les substances végétales, pour reparer les pertes de la masse du sang, & celles du systême des solides : on doit les préférer, dans les épuisemens survenus à l'occasion des pertes des femmes en couche, à tous autres alimens de ce genre.

On doit donc nourrir les femmes en couche, qui sont dans l'épuisement, de bouillons, de potages, de gelées, faits avec la jeune volaille, les agneaux ou les jeunes moutons, le veau. Elles mangeront de la viande de ces animaux, autant que leur état le permettra, ou de tous autres, tels que les pigeons, les perdreaux, les lapereaux. On leur permettra des œufs frais, du riz, du gruau, de la femoule, du fagou, du falep, cuits à l'eau ou au bouillon, en forme de gelées ou de potages.

La boiffon ordinaire fera de l'eau panée, une legere décoction de riz ou de gruau, dans laquelle on fera infufer de la pimprenelle : on leur permettra aux repas un peu de vin rouge avec beaucoup d'eau. Elles prendront, tous les jours, le matin & l'après-midi, quelques taffes d'infufion de petite fauge, de caffis, de fommités de petite centaurée, ou de camomille, avec du fucre.

Les malades feront des exercices modérés, fe procureront des amufemens fains, & de leur goût. On ne les purgera que d'après des indications qui l'exigent : on choifira les purgatifs dans la claffe des toniques modérés.

Cure de l'Œdème occafionné par la fuppreffion des Vuidanges.

On réduit les malades à une diéte févere, au bouillon de veau & de volaille ; à des tifanes legeres, avec les racines d'arrête-bœuf, de perfil, ou de fenouil, & enfin avec le chiendent & la fcorfonere, lorfque les membranes des vaiffeaux du bas-ventre reprennent leur foupleffe naturelle : on ajoûte alors quinze grains de fel de genêt, dans chaque pinte de boiffon.

On diffipe l'engorgement des vaiffeaux, par le moyen des faignées du bras, réiterées felon les indications prifes de l'excès de la pléthore & des autres fymptomes. On donne des lavemens émolliens, pour modérer l'érétifme des membranes des vaiffeaux du bas-ventre, & pour rétablir leur élafticité. On emploie d'ailleurs tous les autres fecours qui font indiqués dans le Chapitre où il eft traité de la fuppreffion des vuidanges, parce que l'œdème fe diffipe, lorfque cette évacuation eft rétablie. Il eft cependant à propos de feconder alors la nature, par des diurétiques modérés, & des purgatifs legers : la guérifon de l'œdème en eft plus prompte & plus affurée.

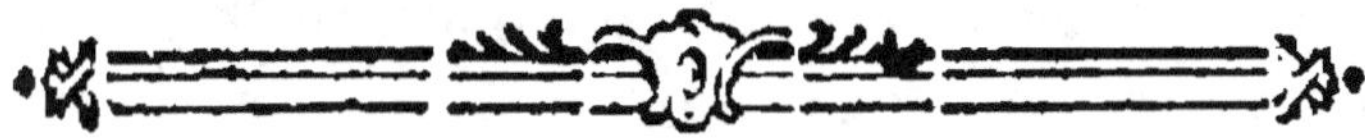

SECTION QUATRIEME.

Maladies des Femmes en couche, qui proviennent du lait retenu dans ses vaisseaux, ou répercuté.

CHAPITRE PREMIER.

Accidens qui proviennent du lait retenu dans ses vaisseaux, ou répercuté.

LE lait des femmes en couche provient d'une source féconde, élevée & entretenue par la nature. Il se dépose dans les mammelles où, dans vingt-quatre heures, il prend une qualité étrangere, & se corrompt, lorsqu'il est retenu. Rien n'est aussi pernicieux que le lait retenu dans les substances animales. S'il séjourne trop long-tems dans ſes vaiſſeaux, ou dans le tiſſu cellulaire, il cauſe dans les ſeins, des battemens, des élancemens, des douleurs, des dépôts, des inflammations, des ſuppurations. S'il pénetre dans les vaiſſeaux du ſang, ou dans ceux de la lymphe, il corrompt la maſſe de ces liquides, met le déſordre dans les fonctions, & les pervertit. Il cauſe des fiévres putrides & malignes, ſouvent pourprées, des dépôts ſymptomatiques, en différens viſceres, ou en différentes parties; des apoplexies, des paralyſies, des démences, ou des maladies chroniques, qui font traîner le reſte de la vie dans les ſouffrances, ou dans les langueurs.

On connoît les écueils auxquels ſont expoſées les femmes en couche, par le danger de l'accouchement; par ſes ſuites, ſur-tout lorſqu'il eſt laborieux, ou contre nature, & par les maladies qui en proviennent. Les accidens qui leur ſurviennent, à l'occaſion d'un lait croupiſſant, ſorti de ſes routes, ou répercuté, les expoſent à des périls toujours inſtans, & ſouvent mortels, sur-tout lorsqu'ils sont compliqués avec d'autres maladies de la couche.

Les meres, qui ont le malheur de ne pouvoir pas nourrir leurs enfans, sont à plaindre par la violence qu'elles font à une tendresse légitime, & par les accidens auxquels elles sont exposées, en ne nourrissant pas. Celles qui sont sourdes à la voix perçante de la nature, & qui se refusent à ce devoir de leur état, trouvent souvent de justes sujets de repentir, dans l'objet de leur injustice.

Le premier soin de ces meres coupables est d'opposer des obstacles puissans aux voies qui fournissent le lait, pour qu'il ne parvienne pas jusqu'aux mammelles, & à l'en chasser, lorsqu'il y est parvenu, malgré les efforts qu'elles ont faits pour l'en détourner. Ces moyens peuvent être comparés à des digues qu'on oppose au courant des eaux vives : on arrête les eaux ; mais elles inondent le rivage. On arrête le lait : il passe dans les vaisseaux de tous les genres, & dans tous les réduits où il peut pénétrer, & y cause les désordres dont.

font fufceptibles les parties & les organes dans lefquels il fe diftribue toujours irréguliérement.

Les feuls moyens que l'on puiffe
mettre en ufage pour diffiper le lait,
avec le moins de danger, font de laif-
fer à la nature le foin de le diffiper.
On la feconde dans cette opération,
en tenant les feins exactement couverts, pour les garantir des impref-
fions trop vives de l'atmofphere, en
y entretenant une douce chaleur, en
faifant tetter les meres par leurs enfans, ou par d'autres, ou bien en les
faifant fucer par des femmes ; en expofant les feins à la vapeur de l'eau
chaude, lorfqu'ils font trop engorgés
de lait ; en appliquant aux mamme-
lons le goulot de bouteilles échauf-
fées. J'ai détaillé tous ces moyens
dans le fecond Volume de la *Confervation des Enfans :* on me difpenfera
de les répéter.

Le lait retenu dans le fyftême général des vaiffeaux y produit des défordres confidérables : fa répercuffion,
les métaftafes font de très-dangereux
effets à la peau, dans le tiffu cellulai-
res, dans les chairs, dans les muf-

cles, dans les viſceres de la tête, de la poitrine, du bas-ventre.

Les engorgemens laiteux ſont indiqués, en général, par les fiévres qu'ils produiſent; par celle qu'on appelle communément *fiévre de lait*, & par d'autres fiévres de mauvaiſe nature. Les métaſtaſes laiteuſes ſont marquées par des inquiétudes, des agitations, des toux ſéches & fréquentes, des douleurs de tête, des anxietés dans les entrailles, &c.

CHAPITRE II.

De la Fiévre de Lait.

LA fiévre de lait eſt toujours accidentelle, & ſymptomatique. De toutes les femelles vivipares, les femmes ſont regardées comme les ſeules qui y ſoient expoſées; & il en eſt qui n'en ſont point atteintes. Parmi les femmes robuſtes, qui nourriſſent leurs enfans; parmi celles qui habitent les campagnes, & qui ſont accoutumées à l'exercice & au travail, quelques-unes en font exemptes ; & plufieurs parmi les autres ne s'en apperçoivent pas.

Les femmes, fur-tout celles des villes, qui commettent habituellement des abus dans le régime de vie ; celles qui font foibles ; celles qui font les valétudinaires, celles qui ne nourrif-fent pas leurs enfans, doivent s'atten-dre à la fievre de lait, qui, au lieu d'être benigne, comme elle l'eft de fa nature, devient chez elles un prin-cipe d'autres maladies, pleines de dan-gers, & auxquelles fouvent elles fuc-combent. D'après ces confidérations, on doit regarder la fiévre de lait, comme fimple & comme compli-quée : lorfqu'elle eft compliquée, elle prend le caractere des inflammatoires, des putrides, des malignes, &c.

Symptomes de la Fiévre de Lait.

Vers le quatrieme jour de la cou-che, quelquefois plus tard, il furvient des friffons plus ou moins forts, mar-qués par un pouls concentré, par la pâleur du vifage & des ongles ; par des crifpations fpafmodiques des houppes nerveufes de la peau ; par un claquetement des dents, une foif confidérable, des inquiétudes dans tout le corps, principalement dans les membres. Cet état de détreffe continue, tantôt deux heures, tantôt moins : quelquefois il ne fait, pour ainfi dire, que paroître & fe diffiper.

La chaleur fuccede aux friffons : elle devient violente ; les lochies diminuent ; le pouls s'éleve ; les inquiétudes augmentent ; la tranfpiration s'établit ; les mammelles fe gorgent de lait ; la refpiration eft gênée. Après trente ou quarante heures de fouffrance, la fiévre fe termine par des fueurs copieufes : fi elle dure plus long-tems, elle dégenere en inflammatoire, en putride, en maligne, ou en *exanthémateufe*.

Caufes de la Fiévre de Lait.

Les fucs alimentaires aboutiffent de toutes parts dans la matrice, pendant la groffeffe, pour fervir à la nourriture du fétus. Ce vifcere, dont le volume étoit immenfe, fe refferre après l'accouchement, reprend fon état naturel ; & une partie des fucs alimentaires eft déterminée vers les mammelles , pour y fournir le lait deftiné par la nature pour fervir à la nourriture de l'enfant.

Le changement de la détermination progreffive de ce fuc laiteux ne peut qu'affecter des femmes dont les fibres font délicates, & fouvent trop fufcepti-bles d'irritabilité. Peu-à-peu les vaiffeaux s'engorgent , fur-tout lorfqu'ils n'ont pas affez d'élafticité pour fe dé-velopper : leurs membranes agacées font bientôt en fouffrance. Il furvient des friffons qui font l'effet de l'irri-tation : les engorgemens augmentent; les membranes des vaiffeaux en font de plus en plus irritées ; le fang s'é-chauffe ; la fiévre s'allume , &c.

Le lait provient du chyle (*a*). Le chyle paffe des voies de la digeftion, ou des vaiffeaux lactés méfentériques, vers le haut de la poitrine, & les glandes axillaires ; il fe purifie dans ces routes ; & les vaiffeaux lactés thoraciques le diftribuent dans la fub-

____

(*a*) *Voyez* le *Traité des Fleurs blanches.*

ftance fpongieufe des mammelles. C'eft dans les mammelles que le chyle fe perfectionne & forme le lait, quelquefois même à la faveur de la fiévre, lorfque la débilité des membranes des vaiffeaux la rend néceffaire aux vues de la nature, pour perfectionner cette fonction.

L'abondance du lait ne caufe aux femmes en couche, que des incommodités legeres, lorfque la fiévre eft modérée, ou qu'elles n'en ont point ; mais comme, pendant la fiévre, tout eft irritation ; lorfqu'elle eft confidérable, le lait, en gonflant les mammelles, diftend leurs vaiffeaux, comprime leurs glandes, les engorge, irrite leurs fibres nerveufes, concourt à augmenter les fymptomes fébriles, la phlogofe, & caufe l'inflammation, lorfque ces fymptomes font extrêmes.

Indications curatives de la Fiévre de Lait.

La fiévre de lait n'exige pas des remèdes : la feule nature fe fuffit à elle-même pour la terminer fans danger. Cependant, comme quelquefois elle se complique, & qu'il n'est pas toujours aisé de prévoir les suites de sa complication qui la rend dangereuse, il convient de modérer l'irritation du genre nerveux, pendant le froid; de favoriser la dilatation des mammelles, de soutenir la transpiration, & d'entretenir la liberté du ventre.

Cure de la Fièvre de Lait.

Les malades ne doivent prendre que du bouillon leger, pendant la fièvre de lait : il est très à propos d'y faire infuser quelques tiges de cerfeuil, ou de céleri. On les échauffe modérément, pendant les frissons, avec des serviettes chaudes : on leur interdit toute boisson, & même le bouillon, pendant sa durée.

Dès que la chaleur commence à se déclarer, il faut faire boire copieusement d'une infusion dégourdie de véronique mâle, de scabieuse, de cétérac, de fleurs de tilleul, ou de camomille. On fait des embrocations sur les seins, avec l'huile rosat ; celles de lys, d'amandes douces, ou de ca-

momille. On fait prendre quelques lavemens, dans le déclin de la fiévre,
avec une décoction des plantes émollientes.

CHAPITRE III.

*Fiévres inflammatoires, putrides
& malignes, à la suite de la
Fiévre de lait.*

Fiévre inflammatoire laiteuse.

LA fiévre inflammatoire, qui se
complique avec la fiévre de lait,
qui en est une continuation, ou qui
survient après qu'elle a cessé, prend
le caractere de la fiévre putride nerveuse, qui survient après l'accouchement : les symptomes de l'une & de
l'autre sont de la même nature. Les
causes de ces fiévres ne différent entr'elles, que par la différence des organes affligés. L'une provient de la
phlogose, & de l'inflammation de la
matrice, ou des parties qui en dépendent; & l'autre, de celles des mam-

melles. La phlogose, l'inflammation de la matrice, & celle des mammelles, intéressent également le systême nerveux & vasculeux , & toute la masse des liquides.

Cure de la Fiévre inflammatoire laiteuse.

Cette fiévre répond, par ses causes, à la fiévre utérine inflammatoire nerveuse, qui a lieu, à la suite de l'accouchement. Les symptomes de l'une & de l'autre sont semblables ; leurs indications curatives sont les mêmes : elles exigent les mêmes secours, la même diéte, les mêmes ménagemens, la même méthode curative.

De la Fiévre putride laiteuse.

Cette fiévre a été précédée de quelque vice des lochies, de quelque désordre dans leur écoulement, de la fiévre putride utérine ; ou bien elle est un effet de causes analogues à la putridité, qui ont été développées par la fiévre de lait. Les plus ordinaires de ces causes sont une cacochymie, un état valétudinaire ; des vices de la digestion, commencés pendant la groſſeſſe, continués par le travail de l'accouchement, & accomplis par la révolution du lait.

Cure de la Fiévre putride laiteuſe.

Les ſymptomes de cette fiévre ſont les mêmes que ceux de la fiévre utérine ; ils ſont autant d'indications équivalentes, qui exigent les mêmes ſecours de l'art. La répercuſſion du lait, ſon retardement dans ſes propres vaiſſeaux, & ſa déviation dans des vaiſſeaux étrangers, & dans le tiſſu cellulaire, peuvent rendre l'une de ces fiévres plus grave que l'autre ; mais elle conſerve toujours le caractere qu'elle a pris dans ſon principe : il doit faire la baſe de la méthode curative qui lui eſt propre. Cependant on doit avoir la prévoyance & l'attention de placer les remèdes, de les varier, de les modérer, de les ſuſpendre, ſelon des indications priſes de l'état préſent de la maladie, & des efforts que fait la nature, pour y ſubvenir.

Fiévre maligne miliaire laiteuſe.

Les puſtules malignes de ce caractere ne se manifestent qu'après la fiévre de lait, vers le septieme, le dixieme, ou le quatorzieme jour de la couche. Elles sont ordinairement moins dangereuses que celles qui proviennent des lochies : cependant elles sont quelquefois mortelles. Celles qui dépendent de la premiere cause ont pour principe un sang déja vicié ; & les autres, un lait sorti de ses voies. Celles-ci ont d'abord un caractere d'aigreur qui se manifeste aux sens : les autres ont pour cause une putridité qui tend toujours à devenir gangreneuse.

Méthode curative des Fiévres malignes miliaires laiteuses.

Les causes différentes de ces fiévres, & des pustules qui les caracterisent, ne font que peu de différence dans leurs symptomes ; ils sont à-peu-près les mêmes. Cependant, comme la phlogose & l'inflammation caractérisent principalement les fiévres malignes laiteuses, il faut, pour en modérer la violence & en prévenir le progrès, prodiguer les boissons délayantes,

tes, diaphorétiques. On modere leur action, au commencement de la maladie, en n'en donnant que des infusions très-legeres, & en les émulsionnant avec les semences de pavot blanc, de melon, les pignons doux; les pistaches, les amandes douces: on les adoucit avec les syrops de capillaire, de violettes, d'*althæa*, de nénuphar.

La saignée devient indispensable, dans le progrès, & souvent dans l'état de la maladie, sur-tout lorsque celle-ci fournit les mêmes indications qui sont circonstanciées pour la mettre en usage dans la fiévre maligne, qui provient des lochies.

Il est essentiellement nécessaire d'appliquer les vésicatoires aux jambes, pour favoriser l'éruption des pustules malignes, pour en prévénir la métastase, & pour en garantir les visceres: on doit, dans tout le reste de la cure, se comporter, selon les indications de la fiévre éruptive, qui provient du dérangement des lochies; elles sont les mêmes que celles de la putride laiteuse: on me dispensera de les répéter. Les précautions qu'il faut pren-

dre dans ces maladies, font circonf-
tanciées dans ce même Chapitre: on
peut y avoir recours.

CHAPITRE IV.

Eruptions, pourprées laiteufes, benignes.

CES efpeces d'éruptions font fans
fiévre, & n'affectent que la peau.
On peut les regarder comme des crifes, parce qu'ordinairement elles n'ont
rien qui tienne d'un caractere fympto-
matique. Elles fe diffipent, vers le
dixieme jour de leur éruption, &
deviennent *furfuracées*, en fe diffi-
pant. Elles reffemblent alors à des dartres farineufes, & caufent les mêmes
demangeaifons. On peut voir tout ce
qui concerne ces éruptions, dans le
Chapitre où il eft traité de celles qui
font occafionnées par le vice des
lochies.

Attentions néceffaires dans les Erup-
tions pourprées, laiteufes,
benignes.

Ces éruptions ne font pas une maladie; elles n'ont pas befoin d'une méthode curative particuliere. Cependant, comme la moindre faute commife dans l'ufage des fix chofes nonnaturelles les fait changer en pourpre malin, il faut avoir l'attention la plus fcrupuleufe de prévenir qu'elles ne dégénerent. On doit fe comporter, à cet effet, pendant toute leur durée, de même que fi elles faifoient une vraie maladie : on en trouvera la Méthode curative, dans le Chapitre que j'ai indiqué à la fin de l'article précédent.

CHAPITRE V.

Furoncles qui furviennent à la fuite des Eruptions pourprées.

LES furoncles font de petites tumeurs phlegmoneufes, qui n'excedent pas la groffeur d'un œuf de pigeon. Elles s'élevent à la peau, en pointes rouges, douloureufes, qui abcedent, fans que le corps des furoncles fuppure.

N ij

Ces tumeurs surviennent ordinairement à la suite des éruptions pourprées, ou quelque tems après qu'elles
ont disparu. Elles se succedent pendant
plusieurs mois; & il semble qu'elles
se propagent par leur durée. Les furoncles tiennent du caractere des éruptions qui les ont précédés. Après la
miliaire benigne, ils sont d'une nature
benigne; mais ils ne sont pas sans danger, à la suite des éruptions pourprées
de mauvais caractere.

Il est très-rare qu'il survienne des
furoncles aux femmes en couche, &
après la couche, lorsque les éruptions
pourprées ont été parfaitement guéries:
ce n'est que lorsqu'il a resté dans la
masse des liquides des humeurs étrangeres, d'une qualité approchante de
celle des pustules pourprées. La nature, toujours occupée à purifier le
sang, rejette ces humeurs vers la superficie du corps, où elles forment
des tumeurs.

*Indications curatives des Furoncles
des Femmes en couche.*

L'objet de la nature, qui consiste à

rejetter à la superficie des humeurs étrangeres, qui menacent ses fonctions, est une loi pour le médecin, qui doit faire la régle de sa conduite dans la cure de cette maladie. S'il ne peut pas parvenir à expulser cette humeur par les pores de la peau, après l'avoir suffisamment divisée & atténuée, il doit la déterminer vers d'autres voies qui puissent en accomplir l'excrétion.

Méthode curative des Furoncles, à la suite des Eruptions pourprées.

On met les malades à l'usage des bouillons composés avec des plantes savonneuses, apéritives & diaphorétiques : on les rend évacuans par de doux purgatifs toniques ; & on purge, tous les cinq à six jours, avec des remèdes propres au tempérament des malades.

P. *De Racines de Petit-Houx,*
        De Pétafite, de chaque demi-once.
De Chardon bénit, deux gros.
De Longe de veau, quatre onces.
D'Ecrevisses rougies & écrasées, deux.

Faites bouillir le tout dans autant d'eau commune qu'il faudra, pour qu'il en reste un bouillon : en ôtant le pot du feu, ajoûtez

> *De Feuilles de Pimprenelle,*
>> *De Beccabunga, de chaque demi-poignée.*
>
> *De Rhubarbe concassée, un demi-gros.*

Laissez-les infuser, pendant un quart d'heure : passez-les par une étamine, couverte d'une couche de cerfeuil; & faites-les prendre, tous les matins, pendant trois semaines ou un mois, en faisant observer un régime de vie doux & humectant.

L'infusion d'un gros de rhubarbe dans laquelle on fait fondre deux onces & demie de manne, & un gros de sel végétal, font le purgatif le plus convenable, pendant l'usage des bouillons.

Si les furoncles ne se dissipent pas par le moyen de ces remèdes, on fera prendre le lait de vache, deux fois le jour, le matin & le soir, dans lequel on fera infuser, pour chaque prise, une demi-poignée de cresson de fontaine. Les malades prendront, tous les jours, l'après-midi, hors le tems de la digeſtion, deux taſſes d'infuſion de ſcabieuſe, en guiſe de thé.

Lorſque les furoncles donnent quelque marque de ſuppuration, on les tient couverts d'un linge enduit d'onguent de la Mere. Si leurs baſes ne ſe diſſipent pas, on y applique l'emplâtre de *diachilum* gommé.

CHAPITRE VI.

Des Douleurs rhumatiſmales laiteuſes.

CES douleurs proviennent d'une ſéroſité laiteuſe, arrêtée dans les extrémités des capillaires membraneux des parties ſouffrantes. Cette ſéroſité devient de plus en plus irritante par ſon ſéjour : elle agace les fibres nerveuſes, les diſtend, les irrite, & cauſe des déchiremens inſenſibles. C'eſt de cette cauſe que proviennent des douleurs ſemblables à celles des rhumatiſmes.

Ces douleurs font aiguës ou chroniques. Les aiguës dépendent immédiatement de l'irritation que produit la férofité laiteufe fur les fibres membraneufes. Les chroniques font l'effet du ton relâché des membranes rendues trop irritables & trop fenfibles par la violence des douleurs : elles font ordinairement périodiques. La fenfibilité rhumatifma'e des membranes eft excitée par des excès, par des paffions, & par les variations de l'atmofphere, fur-tout au changement des faifons, principalement au printems & en automne.

Indications curatives des Douleurs rhumatifmales laiteufes.

Ces indications exigent qu'on diffipe des vaiffeaux capillaires membraneux la férofité qui les irrite, & qu'on calme l'irritation de leurs fibres ; qu'on modere, dans les douleurs chroniques, l'exceffive fenfibilité des membranes ; qu'on rétabliffe leur élafticité, & qu'on foutienne leur ton.

Moyens de guérir les Douleurs rhumatismales laiteuses.

Losque, dans les douleurs rhumatismales aiguës, on découvre des signes de pléthore sanguine, on a recours à la saignée qu'on réitere, selon que les indications l'exigent.

On divise ensuite l'humeur laiteuse, condensée, & comme figée dans les capillaires membraneux, par des décoctions de racines de *contrayerva*, de bois de geniévre, de chardon-marie, de petit-houx, de garance ; par des infusions de fleurs de sureau, de mélilot, de reine-des-prés, de scabieuse, de feuilles de mélisse. On fait prendre cinq à six verres par jour, en différens tems, de ces décoctions ou infusions.

La boisson ordinaire, la plus convenable, est une legere décoction de feuilles de buis ou de véronique mâle. On emploie, après quelques jours de cet usage, les laxatifs les plus doux, tels que le polypode, la rhubarbe, les follicules de séné, en petite dose, selon la formule suivante :

N.w

P. *De Follicules , deux gros.*
De Sel végétal , un gros.
De Rhubarbe concassée , un gros
& demi.
De Petit-Chêne , une pincée.

Faites infuser le tout dans une livre
d'eau bouillante : passez la liqueur par
une étamine ; étendez-y

De Syrop de Pommes composé ,
une once & demie.

Divisez le tout en deux prises égales ,
& faites-les prendre, dans la matinée,
en observant une heure & demie
d'intervalle de l'une à l'autre.

Il est très-nécessaire de réitérer ce
purgatif, tous les cinq ou six jours :
on en augmentera ou diminuera les
doses, selon le tempérament des malades.

Ces remèdes, étant continués pendant trois semaines ou un mois, pro-
voquent des sueurs, ou une abondance d'urine, qui dissipent les douleurs & leur cause.

Il arrive quelquefois qu'une humeur
laiteuse se fixe dans les membranes des
muscles intercostaux, & y cause des
points de côté semblables à ceux des
pleurétiques, & souvent plus dou-

loureux : on y remédie par une ou deux ſaignées, & par l'application d'un emplâtre véſicatoire ſur la partie douloureuſe.

Pour diſſiper les douleurs rhumatiſinales laiteuſes chroniques, on fait prendre, deux fois par jour, le matin & le ſoir, hors le tems des digeſtions, des ſucs épurés de quelqu'une des plantes ſuivantes ; de feuilles de rave, de *cochlearia*, de *beccabunga*, de cerfeuil, coupées avec du petit-lait, ou avec un tiers de lait de vache. Il faut continuer cet uſage pendant long-tems, pour pouvoir en retirer quelqu'avantage.

Si les douleurs réſiſtent à ces ſecours, on met les malades à l'uſage du lait de vache, coupé avec deux tiers d'eaux de Spa, de Seltz, de Barèges, de Cauteretz, ou de Caranſac. Quoique ces eaux ayent des vertus différentes, elles ſont toutes propres à guérir les rhumatiſmes laiteux. On a ſoin de purger, de tems en tems, pendant ces uſages.

CHAPITRE VII.

De la Bouffissure & de l'Empâtement laiteux de la peau & du tissu cellulaire.

LES femmes pituiteuses; les cacochymes, qui ont la fibre molle, & le tissu du sang lâche, sont extrêmement débilitées par le travail de l'accouchement, & par les évacuations de la couche. Les houppes nerveuses de la peau se relâchent : ses vaisseaux capillaires s'affaissent ; & ses pores s'effacent. La matiere de la transpiration laiteuse, toujours très-abondante chez les femmes en couche, est retenue à la superficie, faute d'une continuation de ressort nécessaire à son excrétion.

Le séjour de cette humeur à la superficie en obstrue les pores : elle s'y aigrit, y cause souvent des érésipeles. Elle s'infiltre dans le tissu cellulaire, l'imbibe, le gonfle, l'engorge, & établit une hydropisie générale, qui me-

nace les malades de fuites dangereufes
& funeftes.

Indications curatives de la Bouffiffure & de l'Empâtement laiteux de la peau.

Les principales indications curatives
de la bouffiffure & de l'empâtement
laiteux de la peau exigent qu'on rétabliffe le ton des fibres des membranes
de la fuperficie, & celles du tiffu cellulaire ; qu'on dégage celui-ci de l'humeur qui l'imbibe ; qu'on diffipe cette
humeur, & qu'on l'évacue par d'autres voies que celles de la tranfpiration, qui font devenues impratica-
bles.

Cure de la Bouffiffure & de l'Empâtement laiteux de la peau, & du tiffu cellulaire.

Les voies les plus propres à évacuer
l'humeur qui produit la bouffiffure de
la peau, font celles des urines & des
garde-robes. Les remèdes, qui réuffiffent le mieux dans cette occafion,.
font les diurétiques & les purgatifs.

toniques. Les diurétiques de cette qualité font le fassafras, la racine de roseau, celle de persil, de chiendent. On fait infuser, pendant un quart d'heure, un gros de fassafras rapé dans une pinte d'eau bouillante : on la passe par une étamine ; & on y fait fondre quinze grains de sel de genêt ou de tamaris, pour en prendre six onces toutes les trois heures ; ou bien on fait une décoction de quelqu'une des autres racines pour boisson ordinaire, en y ajoûtant le nître à la même dose de quinze grains par pinte. Lorsqu'on juge qu'il est nécessaire d'augmenter la vertu diurétique de ces décoctions, la feuille de mûrier blanc en infusion est le meilleur diurétique, le plus doux & le plus assuré que je connoisse.

Outre ces boissons, on fait prendre, tous les matins, ou de deux jours l'un, selon l'état des malades, l'infusion d'un gros d'iris de Florence, de demi poignée de feuilles d'oseille : on y fait fondre un gros ou deux de sel de Glauber, ou de sel d'Epsom. On purge, de tems en tems, plus efficacement, en ajoûtant à l'infusion un gros ou deux de follicules de séné,

Ces ſecours ménagés ſelon l'état des malades, & continués, ſelon que la maladie l'exige, préviennent les progrès de la bouffiſſure, & la diſſipent.

CHAPITRE VIII.

Diarrhées laiteuſes des Femmes en couche.

LES diarrhées, qui ſurviennent après la fiévre de lait, doivent être regardées comme laiteuſes, lorſque, malgré les fréquentes évacuations qui les caractériſent, les lochies ſe ſoutiennent dans l'ordre naturel. Les diarrhées de cette eſpece ſont de véritables criſes. On les diſtingue plus particuliérement par les ſignes des diarrhées critiques, qui ont lieu à la ſuite du dérangement des évacuations de la couche.

Cauſes des Diarrhées critiques laiteuſes; moyens de les rendre favorables.

Le lait, qui a paſſé dans le ſyſtême

des vaiſſeaux du ſang & de la lymphe, ou dans le tiſſu cellulaire, ne peut, étant ainſi déplacé, qu'altérer toutes les fonctions. Ce dérangement cauſe aux femmes en couche des friſſonne-mens à la peau, des inquiétudes dans les membres, des borborygmes dans les entrailles, &c. On a lieu de crain-dre, à la vue de ces ſymptomes, des dépôts laiteux dans quelque partie du corps, ou dans les viſceres. La nature garantit de ces accidens, lorſque, par ſes propres reſſources, elle fraye des routes aux humeurs laiteuſes, dépla-cées par les pores biliaires, par les tuniques glanduleuſes, & par les glan-des du canal inteſtinal. C'eſt l'éva-cuation de ces humeurs par cette voie, qui forme la diarrhée critique laiteuſe.

A la faveur d'une diarrhée de cette qualité, les ſymptomes de la maladie diminuent, à proportion des évacua-tions qu'elle produit. Si ces évacua-tions affoibliſſent les malades, lorſ-qu'elles ſont conſidérables, on s'ap-perçoit bientôt des avantages qu'elles procurent par une prompte conva-eſcence.

On doit seconder la nature, dans des circonstances aussi heureuses, par un régime de vie sobre, leger, doux & humectant, & par des purgatifs les plus doux, pour favoriser les évacuations, & pour rendre la crise parfaite. Cependant ces diarrhées, quelque benignes qu'elles soient de leur nature, peuvent se compliquer d'autres maladies, & dégénérer, à l'occasion de fautes commises dans le régime de vie, ou de remèdes donnés mal-à-propos.

Danger de la Diarrhée laiteuse dégénérée.

Lorsque la diarrhée laiteuse se complique de quelqu'autre maladie, elle en prend le caractere. Elle dégénere en symptomatique, à la suite des abus dans le régime de vie & des passions de l'ame : elle devient très-dangereuse, à l'occasion des remèdes placés mal à-propos. Les astringens, les toniques, employés dans la vue de modérer les évacuations qu'elle procure, donnent des inappétences gé-

nérales, des dégoûts insupportables ;
des diarrhées putrides, des dyssente-
ries. Dans tous ces cas & dans toutes
leurs différences, les lochies se dérangent, se suppriment ; & leur désordre
rend la maladie plus grave & plus
dangereuse.

Si quelquefois il arrive que des remèdes donnés mal-à-propos suspendent la diarrhée, ce ne peut être que
pour un tems : elle se reproduit avec
des symptomes dangereux, équiva-
lens à ceux des diarrhées symptomatiques, qui exigent, selon leur nature, des remèdes propres à leurs
différentes especes.

Cure de la Diarrhée symptomatique laiteuse.

Dès que la diarrhée laiteuse a pris
un caractere symptomatique, on doit
mettre en usage les secours les plus
convenables, pour en prévenir le danger, & pour y remédier. Cette diarrhée, en dégénérant, prend le caractere de celle qui provient du désordre
des lochies. Les symptomes de l'une

ont un parfait rapport avec les symptomes de l'autre. Les mêmes remèdes
leur sont également propres. On doit
placer ces remèdes, d'après des indications prises des causes différentes de la
diarrhée, de la différence & de l'inten-
sité de ses symptomes, selon la Méthode curative, établie dans le cinquieme Chapitre de la troisieme Section (*a*).

CHAPITRE IX.

Dépôts laiteux en général.

ON entend par *dépôts laiteux* des
engorgemens formés par le lait
accumulé & condensé dans ses propres vaisseaux, dans des vaisseaux de
différens genres, ou extravasé dans le
tissu cellulaire.

Le lait ainsi retenu, ou sorti de ses
voies, forme des tumeurs, des abs

____

- (*a*) Page 144.

cès dans les parties où il séjourne. Ces tumeurs augmentent par degrés, & acquierent un volume plus ou moins considérable, selon les parties qu'elles occupent. Dans l'ordre ordinaire, elles s'enflamment, suppurent & abscedent. Ce liquide, lorsqu'il séjourne dans quelque partie, s'aigrit bientôt, & se corrompt. Dans cet état, & avec cette qualité, il irrite les membranes, & distend les calibres des vaisseaux. Cette tension intéresse les vaisseaux voisins, les étrangle. La circulation du sang en est gênée & arrêtée dans cette partie. Le sang s'enflamme, & participe bientôt à la corruption du lait : les fibres membraneuses en souffrent de plus en plus; l'inflammation devient générale; le dépôt se dissipe par la résolution; ou bien il abcede ou se durcit.

Symptomes des Dépôts laiteux.

Dès qu'un dépôt laiteux se forme dans quelque partie, les malades éprouvent des pesanteurs, des inquiétudes dans les membres : il s'ensuit des frissons irréguliers, une chaleur géné-

rale, & une pefanteur douloureufe à
la partie affectée. Il s'éleve des mouvemens fébriles : la tumeur prend plus
d'étendue ; fa couleur s'anime, la fiévre s'allume ; la douleur devient lan-
cinante, & il s'établit dans cette partie
des battemens qui durent jufqu'à ce
que la tumeur foit diffipée par la réfolution, ou jufqu'à ce qu'elle ait abf-
cédé.

Dans les dépôts internes avec inflammation, la partie affectée eft très-
fenfible & douloureufe. La fiévre eft
plus confidérable que dans les dépôts
qui font à l'extérieur, & les autres
fymptomes plus graves. La féchereffe
de la bouche & la foif font exceffives ;
les urines font rouges & enflammées.

Parties & vifceres où fe forment les Dépôts laiteux.

Les dépôts laiteux externes fe forment principalement aux mammelles,
aux bras, à la région des reins, au
ventre, aux aînes, aux feffes, aux
cuiffes, aux jambes.

Les internes font à la tête, à la poitrine, dans le bas-ventre. Tous les

viſceres de ces cavités y ſont expoſés, & en ſont ſuſceptibles, ſur-tout le cerveau, les poumons, le foie, la rate, la matrice, ſes ligamens.

Différence des Dépôts laiteux.

Les dépôts laiteux diffèrent les uns des autres, en ce qu'ils ſont moins dangereux à l'extérieur, qu'à l'intérieur du corps; en ce que les uns ſont plus grands, les autres plus petits. Ils diffèrent auſſi par les parties qu'ils occupent, ſelon la ſituation de ces parties, & ſelon leurs fonctions, en ce qu'ils exigent des ſecours plus ou moins prompts, & preſſans, ſelon la délicateſſe des parties qu'ils occupent. Dans les dépôts des mammelles, les douleurs intéreſſent les muſcles pectoraux, s'étendent juſqu'aux muſcles du bras, du côté malade, juſqu'aux glandes axillaires; & quelquefois elles ſe font reſſentir à celles des aînes. Dans les dépôts des aînes & des cuiſſes, outre les douleurs & les ſymptomes généraux, toute l'extrémité qui répond à la partie malade eſt engourdie & dans l'impuiſſance de faire le moindre mouvement. Les dépôts du cerveau diffèrent des autres, en ce qu'il eſt rare qu'ils s'enflamment & forment des ſuppurations, à moins que les membranes n'y ſoient intéreſſées, par rapport à la molleſſe de ce viſcere, & ſon peu d'irritabilité : c'eſt de ſa compreſſion & de ſa mortification que proviennent les accidens qui en réſultent.

Différens tems des Dépôts laiteux ; leurs Indications curatives générales.

On diſtingue quatre tems dans les dépôts ; le commencement, le progrès, l'état, & le déclin : ils ſe diſſipent par réſolution, par ſuppuration, ou par induration.

L'art doit ſeconder la nature dans tous ces tems ; dans les deux premiers, on s'attache à prévenir l'inflammation, & à obtenir la réſolution ; dans le troiſieme, à modérer l'inflammation. Si elle s'établit, malgré des ſecours employés à propos, on doit accélérer la ſuppuration, & tâcher, par les moyens les plus convenables, d'éviter l'induration, qui forme tou-

jours une tumeur difficile à dissiper
& souvent incurable. On trouvera le
détail de tous ces moyens, dans la
cure particuliere des différens dépôts
laiteux.

CHAPITRE X.

Dépôts laiteux, à l'extérieur du Corps.

LES dépôts laiteux externes sont
tous annoncés, à-peu-près, par
les mêmes symptomes. Ils exigent la
même méthode curative. Il seroit su-
perflu de les parcourir en détail. Les
plus considérables de ces dépôts se
forment aux mammelles, aux aînes,
aux cuisses. La méthode curative des
uns servira de modèle pour le traitement des autres.

Dépôts laiteux des Mammelles.

Les dépôts laiteux des mammelles
font annoncés par la chaleur & la
dureté du sein malade, par l'inégalité de ses glandes, par leur douleur,

par

par des battemens & des élancemens
aux parties où se forment les dépôts ;
par des frissons au dos, & par la fiévre. Lorsque le mal fait des progrès,
l'inflammation & la fiévre augmentent : la douleur, qui avoit été suppor-
table jusqu'alors, devient vive & lan-
cinante. Bientôt il survient des insomnies, des inappétences ; tous les
symptomes de l'inflammation augmentent, lorsque le pus se forme : les
frissons & la fiévre deviennent plus
considérables. Lorsqu'il est formé, les
symptomes diminuent ; la tumeur est
molle ; sa superficie s'éleve en pointe,
& blanchit : on y distingue, en l'agi-
tant avec les doigts des deux mains,
une fluctuation que forme le pus comprimé.

Différence des Dépôts laiteux des
Mammelles.

On remarque, dans les mammelles, des dépôts laiteux de deux especes : les uns se forment dans les
glandes ; les autres, dans le tissu cellulaire ; ceux des glandes restent ordinairement médiocres ; ceux du tissu

O

cellulaire font confidérables , prennent une grande étendue , & font des
délabremens affreux : on les a vus
faire des progrès jufqu'à carier les
os. Ces accidens arrivent rarement ,
lorfqu'on donne aux malades , des fecours à propos ; alors, la nature étant
fagement fecondée , ces dépôts s'ou-
vrent d'eux-mêmes ; le pus s'écoule
pendant peu de jours , & ils fe cica-
trifent aifément.

La cure des dépôts des glandes eft
plus longue , & leur guérifon plus
difficile : ordinairement plufieurs glandes s'engorgent en même tems ;
quand bien même parmi celles-là ,
il n'y en auroit qu'une de fuppurée ,
toutes fuppurent fucceffivement & fe
fondent par la fuppuration ; de forte
qu'à chaque fuppuration d'une nouvelle glande , les douleurs fe renou-
vellent; ou il furvient de nouvelles
douleurs.

*Méthode curative des Dépôts laiteux
aux Mammelles.*

Dès qu'on s'apperçoit qu'il fe forme
un dépôt laiteux , il faut mettre les

malades au bouillon ; la boisson ordinaire doit être une legere décoction de racines de fraisier avec la réglisse. On essaie en même tems de faire couler le lait, par le moyen de la suction : on se sert, pour cela, de femmes ou d'enfans un peu forts. Les femmes en couche peuvent se sucer elles-mêmes, par le moyen d'un petit chapiteau à queue, ou bien avec une pipe à fumer, dont on ne se soit point servi pour fumer du tabac. J'ai observé (*a*) qu'on réussit souvent à faire couler le lait, en exposant les seins à la vapeur de l'eau chaude, ou bien en introduisant le mammelon dans le goulot d'une bouteille échauffée, avec de l'eau bouillante. On fait usage en même tems, de lavemens émolliens : on prévient l'inflammation par ces secours, ou bien on en modere le progrès.

Dès que les malades ressentent quelque douleur, de la nature de celles que causent les dépôts laiteux, il ne faut pas hésiter d'avoir recours à

(*a*) Page 218.

O ij

la faignée du bras, & même aux faignées réiterées, fi la douleur augmente. La faignée du pied eft néceffaire, après celle du bras, dans tous
les cas où les lochies font diminuées
ou fupprimées. Les cataplafmes émolliens font d'un grand fecours, pour
modérer la violence de l'inflammation :
on les compofe avec les décoctions
de racines de guimauve, de graine de
lin, la mie de pain, des jaunes d'œufs,
& une pincée de fafran.

On ne doit jamais fe fervir de lait
dans les cataplafmes pour les dépôts
laiteux. Le lait appliqué en cataplafme
s'aigrit d'abord fur la tumeur enflammée. Le lait aigri dans la fubftance
de la mammelle a produit l'inflammation ; le lait qui s'aigrit fur la tumeur doit multiplier la caufe du mal,
& la favorifer.

Lorfque les fymptomes de l'inflammation fe moderent, on fe fert de
cataplafmes compofés avec parties
égales de pulpe des plantes émollientes, & de farines réfolutives : on y
ajoûte du miel commun.

Les fymptomes de l'inflammation
étant fenfiblement diminués, on fait

prendre, tous les matins, deux ou trois verres d'un apozème , compofé avec les feuilles vertes de houblon & l'ortie blanche ; on délaie , tous les jours , dans le premier verre , pour tenir le ventre libre , une once ou une once & demie de fyrop de pommes ou de chicorée compofé , & l'on purge, tous les cinq ou fix jours, avec des purgatifs plus forts.

Dès que la fuppuration s'établit , on ajoûte aux cataplafmes émolliens les oignons de lys, l'onguent d'*althæa*, le fuppuratif, & du vieux levain de pâte de froment : on les arrofe avec les huiles de camomille ou de lys. L'onguent de la Mere , feul, ou mêlé avec parties égales de mie de pain , produit le même effet que les cataplafmes précédens.

L'abcès s'ouvre de lui-même, lorf-qu'il eft dans le tiffu cellulaire. S'il eft dans les glandes , on avance la guérifon , en l'ouvrant avec la lancette, dès qu'il eft en maturité. On panfe d'abord l'ulcere avec la charpie féche : dès le fecond panfement, on couvre les bourdonnets & les plumaffeaux, d'un digeftif fimple ; & on les contient avec longuent de la Mere, appliqué en forme d'emplâtre, de façon qu'il couvre toute la tumeur. Lorsque l'engorgement & la suppuration sont considérablement diminués, on panse la plaie avec le mondificatif d'ache, ou le baume d'*Arcœus*. Il faut continuer les apozèmes, pendant la suppuration & purger de tems en tems, jusqu'à ce que la plaie soit cicatrisée. Les seins, pendant les pansemens, doivent être couverts d'une serviette modérément chaude, pour les garantir des impressions de l'air extérieur, dont les moindres variations leur sont nuisibles, pendant tout le tems des couches.

Dépôts laiteux aux aînes & aux cuisses.

Les dépôts, laiteux qui se forment aux aînes, sont considérables, lorsqu'ils sont placés dans le tissu cellulaire : ceux des cuisses le sont moins, parce que le tissu cellulaire, y est moins développé qu'aux aînes. Les dépôts laiteux se forment aussi dans les glandes, des aînes & des cuisses, de même que dans celles de toutes les autres parties du corps. Il est rare qu'une seule glande soit engorgée aux aînes & aux cuisses : plusieurs s'engorgent successivement ; & souvent on distingue, en y passant legérement la main, des cordons de dépôts glanduleux, qui ont la forme de cailloux, & qui paroissent en avoir la dureté. J'ai vu de tels cordons glanduleux s'étendre & se prolonger à la partie interne de la cuisse & de la jambe, depuis l'aine jusqu'à la malléole du même côté. Un nombre aussi considérable de dépôts ne peut que rendre cette extrémité, d'une grosseur énorme. Plus ils sont multipliés, plus ils sont difficiles à résoudre, & plus la suppuration en est abondante & propre à épuiser les malades ; ce qui les rend plus dangereux.

Indications curatives des Dépôts laiteux.

Il faut s'empresser de prévenir l'inflammation, ou de la modérer ; de tenter la résolution, ou une prompte suppuration, lorsque celle-ci est devenue inévitable. On ne doit pas négliger d'ouvrir l'abcès, dès qu'il est en maturité. Il faut s'attacher à faciliter l'écoulement du pus, à déterger la plaie, & à la cicatriser.

Cure des Dépôts laiteux aux aînes & aux cuisses.

On prévient l'inflammation ; on la modere, & on facilite la résolution, par des saignées au bras : on les réitere selon que la fiévre est forte, & selon que les symptomes de l'inflammation sont graves : on ménage ces évacuations, à raison des forces, ou de la débilité des malades. Le bouillon suffit pour toute nourriture ; la tisane doit être émolliente & legérement apéritive : on applique sur les dépôts des cataplasmes émolliens. Si l'inflammation est legere, on mêle des résolutifs avec les émolliens : on suspend ces derniers, lorsque l'inflammation est forte ; on en reprend l'usage, dès qu'elle est diminuée. Pour peu que l'on distingue des signes de suppuration, on passe aux cataplasmes propres à la favoriser (a) ; on

(a) *Voyez* l'article précédent.

entretient la liberté du ventre, jufqu'après la couche, avec des lavemens émolliens, & en émétifant très-
legérement les tifanes : elles deviennent, par ce moyen, apéritives, &
plus propres à remplir les indications.

Lorfque la fiévre & l'inflammation
font modérées, on paffe à des apozèmes faits avec des plantes favonneufes, nîtreufes & chicoracées. On
les rend laxatifs, avec des fyrops,
tels que ceux de rofes folutif, de
chicorée, & de pommes, compofés.
On ouvre l'abcès, dès que la pointe
en a blanchi, & que le pus y forme
une fluctuation fenfible : on le panfe,
& l'on en entretient la fuppurration,
felon la méthode ordinaire ; on fuit
enfin, dans tous les tems des abcès
& de la fuppuration, la méthode qui
concerne la cure des dépôts laiteux
des mammelles.

C'eft ainfi qu'il faut fe comporter
dans la cure de tous les dépôts laiteux
externes, en proportionnant toujours
les remèdes à la violence des fymptomes, à leur modération & aux reffources du tempérament des malades.

O v

CHAPITRE XI.

Dépôts laiteux dans l'intérieur du Corps.

Dépôts laiteux dans la tête.

LEs dépôts laiteux dans la tête font placés dans la fubftance du cerveau, ou dans les membranes ; ceux des membranes font inflammatoires, & très-douloureux ; ceux du cerveau ne le font point : ils fe font par infiltration & par congeftion. L'humeur laiteufe, qui les produit, pénetre la fubftance de ce vifcere, l'imbibe, le ramollit, trouble & détruit l'ordre de fes fonctions.

Dans les dépôts qui fe font par congeftion, les vaiffeaux de tous les genres fe rempliffent d'humeur laiteufe, s'engorgent & forment, pour ainfi dire, une maffe qui, portant fur le principe des nerfs, affoiblit leurs fonctions, les diminue, les fupprime, caufe des léthargics, & une mort inévitable.

Les dépôts laiteux des membranes du cerveau irritent leur senfibilité, en même tems que leurs vaiffeaux s'engorgent. Leurs fibres nerveufes déja dans la fouffrance, éprouvent des fpafmes fans relâche ; leurs nerfs fe contractent ; le fang s'échauffe ; les vaiffeaux s'enflamment ; la fiévre s'allume ; l'inflammation s'accomplit, de-là, la gangrene & la mort.

Si le cerveau s'engorge en même tems que les membranes, effet ordinaire des grandes & promptes métaftafes à la tête, il en furvient des apoplexies laiteufes.

Symptomes des Dépôts laiteux dans la fubftance du cerveau.

L'infiltration de l'humeur laiteufe dans la fubftance du cerveau caufe une pefanteur de tête indolente : le pouls eft mou, lent & flafque. Il furvient peu-à-peu un bégayement & un delire fourd : les membres deviennent lourds & pefans ; leurs fonctions déclinent infenfiblement ; les mammelles fe flétriffent ; l'affoupiffement s'en-

fuit, & tout tombe dans le relâchement, l'atonie & l'affaiſſement.

Les ſymptomes des dépôts qui ſe
font par congeſtion ſont des agitations, des inquiétudes, des ſouffrances générales, des douleurs de tête,
des anxiétés dans les entrailles. Les
malades, ont l'air hébêté : & déraiſon-
nent preſque ſans fiévre ; tantôt elles
parlent beaucoup ; tantôt elles ſont ta-
citurnes : quelquefois la demence s'enfuit, & devient chronique, ſi l'on n'a
pas l'attention d'en diſſiper la cauſe,
dans ſon commencement.

Symptomes des Dépóts laiteux dans les membranes du cerveau.

Lorſque les dépôts laiteux ſe forment dans les membranes du cerveau,
les malades ont la tête lourde & pe-
ſante. Elles y reſſentent des douleurs
violentes, & même extrêmes : elles
éprouvent des tintemens d'oreille con-
tinuels. Le pouls eſt petit, dur, ſerré
& fréquent : les vaiſſeaux ſanguins
des yeux ſe gonflent, s'enflamment
& forment une ophthalmie qui eſt l'ef-

fet, & un figne effentiel de l'inflammation des membranes.

Si l'engorgement des membranes eft compliqué avec celui du cerveau, les malades éprouvent des éblouiffemens, des troubles & des perturbations de l'efprit ; il leur femble avoir reçu un coup violent à la tête. Après cet accident, il furvient des tintemens d'oreille, une affection comateufe avec ronflement, des ris fardoniques, des mouvemens convulfifs des tendons, des convulfions violentes, & une mort très-prompte.

Danger des Dépôts laiteux dans la tête.

La guérifon des dépôts laiteux dans la tête paroiffoit impraticable chez les anciens : on les guérit aujourd'hui, lorfqu'ils fe font formés par infiltration, ou par congeftion, dans le cerveau, pourvu que les engorgemens ne foient pas trop confidérables : s'ils le font, les dépôts ne font pas fufceptibles des fecours de l'art.

Les engorgemens des membranes du cerveau cédent auffi à des fecours efficaces, quand on les place à pro-

pos, avant que l'inflammation soit formée, ou au commencement qu'elle
se forme ; mais on ne guérit pas les
douleurs de tête apopleƈtiques , sur-
tout lorsqu'elles commencent par la
sensation d'un coup reçu dans quelque partie de la tête : on croit qu'une
telle sensation est l'effet de quelque
vaisseau , qui la occasionnée en se
rompant.

*Méthode curative générale des Dépôts
laiteux dans la tête.*

Il faut prévenir l'inflammation, dès
qu'on en est menacé ; rétablir les
évacuations de la couche & l'écoulement du lait. On ne sçauroit faire une
assez prompte diversion de l'humeur
laiteuse , ni trop tôt en tenter l'évacuation par quelqu'une des voies des
excrétions ordinaires : on a recours,
pour y parvenir , à la saignée du pied,
même de la gorge modérément faites,
& variées à propos ; aux véficatoires,
aux ventouses, aux purgatifs aussi forts
que les malades peuvent les supporter ; aux tisanes diaphorétiques &
diurétiques, les plus propres à provo-

quer la fueur, à faciliter le cours des
urines, & à les rendre abondantes.

Cure des Dépôts laiteux au cerveau,
par infiltration & par congeſtion.

L'écoulement des lochies ſe foutient ordinairement dans cette maladie : cependant il eſt indiſpenſable
d'avoir d'abord recours à la ſaignée
du pied, & même de la réitérer, ſi
les forces des malades le permettent.
On ne riſque rien du côté de la matrice, en faiſant ces ſaignées, parce
que, dans de pareils dépôts, le ventre
eſt mollet, & ſes viſceres ſont ſouples.
Le même jour de la premiere ſaignée,
on fera prendre toutes les quatre heures, cinq onces de décoction de quelqu'une des racines ſuivantes ; de cercifi, de chardon étoilé, de perſil,
d'arrête-bœuf, de garance ou de bardane : on y fait infuſer deux gros de
ſéné mondé, & fondre un demi-grain
de tartre ſtibié. On continue ce purgatif, à la même doſe, juſqu'à ce que
la malade en ait été purgée, auſſi co-
pieuſement que ſon état l'exige, &

que ſes forces le permettent. On diminue enſuite les doſes de ce remède, & l'on en éloigne les priſes, ſelon les circonſtances : on en augmente les doſes, & on les rapproche, tous les trois jours, afin de purger plus puiſſamment, & de faire une diverſion plus déciſive de l'humeur laiteuſe ; on continue cet uſage, dans le même ordre, juſqu'à ce que l'engorgement du cerveau ſoit diſſipé.

Dans les intervalles des priſes de la potion purgative, les malades uſeront en forme de tiſane, d'une infuſion de feuilles de thé vert, d'aurone, de méliſſe, de caſſis, d'origan, de pouliot : on fera fondre dans chaque priſe, ſix grains de terre foliée de tartre.

On appliquera, dès le commencement de la maladie, un grand emplâtre véſicatoire, à l'occiput, à la nuque, ou entre les épaules, & même à l'un & à l'autre, pour faire une plus prompte diverſion de l'humeur laiteuſe. Les ventouſes, peut-être trop négligées depuis un demi-ſiécle, ont ſouvent produit, au commencement de cette maladie, des effets heureux : on les applique le plus près poſſible de la partie malade.

On ne doit pas ceſſer, pendant tout ce tems, de ſucer les mammelles, & de faire d'autres tentatives pour y faire revenir le lait, par toutes ſortes de moyens, en prenant toujours un ſoin ſcrupuleux de les garantir des impreſſions d'un air froid : on fera, deux ou trois fois par jour, des frictions ſéches ſur tout le corps, depuis la tête juſqu'aux extrémités inférieures, en les dirigeant du haut en bas.

Le bouillon doit faire la ſeule nourriture des malades : on y fera infuſer, en ôtant le pot du feu, une demi-poignée d'ache, d'angélique de Bohême, ou de toute autre plante de même qualité.

Cure des Dépôts laiteux des membranes du cerveau.

Ces dépôts ſont *céphalalgiques* ou *apoplectiques*. Dans le premier cas, les ſymptomes ſont moins violens, que dans le ſecond : dans celui-ci, ils font extrêmes ; & ils exigent les plus prompts fecours : on fait, dans l'un & l'autre cas, des faignées du pied réitérées.

Dans les fymptomes apopleĉtiques, on ne doit pas confulter fcrupuleufement les forces des malades, pour réitérer les faignées ; cependant on ne doit pas trop les abbatre, parce qu'on ôteroit à la nature des reffources néceffaires pour fe rétablir.

Si les fymptomes apopleĉtiques font des progrès, outre les faignées du pied, ils exigent qu'on faigne à la jugulaire, & même à l'artere temporale : on retirera toujours plus d'avantage, de célle-ci, que des autres ; on ne fçauroit trop fe preffer pour appliquer des véficatoires à la nuque & aux jambes.

On donnera pour boiffon ordinaire, une décoĉtion de racines d'impératoire, de pétafite, de *contrayerva*, ou une infufion de *fcordium*, de feuilles de noyer, de fleurs de genêt fauvage. Il eft très-utile d'émétifer legérement cette infufion, pour la rendre laxative, & plus apéritive. Il feroit très-dangereux de faire vomir dans cette maladie : on rifqueroit de rompre les vaiffeaux, & on augmenteroit l'inflammation des membranes.

Les purgatifs ne doivent pas être retardés ni ménagés dans ces cas dangereux. Il faut donner, fucceffivement toutes les deux heures, ou plus fouvent, fi le cas l'exige, cinq ou fix onces d'une forte infufion de féné, jufqu'à ce que les malades en ayent été puiffamment purgées. On continue enfuite la même infufion, plus modérée ; & on en éloigne les prifes, felon leur effet : on les rapproche, & on les rend plus purgatives, tous les trois jours, felon des indications prifes de l'état des malades , & de la violence de la maladie.

Les lavemens font d'un grand fecours, dans ces circonftances alarmantes : on les rend purgatifs, lorfque les évacuations ne font pas fuffifantes, en y faifant infufer demi-once de féné , ou bien en y délayant deux onces de *catholicum* double.

CHAPITRE XII.

Dépôts laiteux dans l'intérieur de la Poitrine.

LES métastases d'une humeur laiteuse, dans l'intérieur de la poitrine, causent des phlogoses, des inflammations différenciées par des symptomes propres aux parties, aux visceres dans lesquels le dépôt s'est formé. Si c'est à la plévre, au médiastin, à la membrane externe des poumons, ce font des pleurésies ; si c'est dans la substance des poumons, ce font des péripneumonies. Si la métastase ne se fait que dans le tissu cellulaire, il est rare qu'elle occasionne de dépôt inflammatoire ; cependant elle gêne & comprime les vaisseaux & les vésicules pulmonaires ; la circulation du sang & la distribution de l'air en sont gênées, au point de causer des toux vives, séches, quinteuses, & fréquentes ; des oppressions, & des suffocations dangereuses.

Symptomes des Dépôts laiteux inflammatoires à la poitrine.

Il survient d'abord des frissons généraux dans tout le corps, qui font ordinairement plus violens & de plus de durée que dans les fluxions de poitrine de toute autre espece. La fiévre s'établit, devient continuë & inquiétante : elle est accompagnée d'altération, d'une toux très-fréquente, de chaleur, d'oppression, de crachats sanguinolens, & ensuite purulens. Les urines, dès les premiers jours, sont rouges & ardentes : elles se chargent ensuite, & déposent un sédiment considérable. Les malades souffrent d'anxiétés, d'inquiétudes ; les yeux sont gonflés, rouges & saillans ; les mammelles flétries, les lochies glaireuses & sanguinolentes, toujours trop diminuées ou supprimées.

Tels sont les symptomes généraux, communs à la péripneumonie, & à la pleurésie laiteuses : on distingue l'une de l'autre, en ce que, dans la premiere, la douleur de poitrine est gravative, le pouls fréquent, gros, ondulant, mais moins dur que dans la pleuréfie.

Les malades fouffrent, dans la pleuréfie , d'une douleur vive & poignante, à quelqu'un des côtés de la poitrine , quelquefois fous le *ſternum*, ou au dos ; le pouls eſt toujours très-fréquent , dur, ferré , quelquefois inégal.

La péripneumonie & la pleuréfie laiteufes menacent toujours du plus grand danger ; peu de malades en guériffent , fur-tout de la péripneumonie , quoique fouvent fes fymptomes paroiffent moins alarmans que ceux de la pleurefie.

Symptomes de l'Oppreſſion & de la Toux laiteufes des Femmes en couche.

Ce font , dans la toux , des mouvemens fpafmodiques , des concuffions & des efforts fréquens du thorax, propres à caufer des inflammations & des engorgemens dans les poumons. Dans l'oppreffion, ce font des difficultés de refpirer fpafmodiques & convulfives; des contractions

des muscles de la poitrine, des étouffemens mortels, quand les causes sont
extrêmes.

Cure de la Péripneumonie, & de la Pleurésie occasionnée par les dépôts laiteux.

Ces maladies exigent un régime de
vie leger, humectant, délayant ; une
boisson apéritive & pectorale, des
saignées fréquentes du bras, ensuite
du pied, sur-tout si les lochies sont
dérangées. On a recours aux lavemens
émolliens, & l'on emploie toutes sortes de moyens possibles pour faire revenir le lait aux mammelles ; c'est là
le cas d'employer une forte suction.
On suivra d'ailleurs la méthode curative, des pleurésies & des péripneumonies qui proviennent du désordre
des lochies (a) : il seroit inutile de la
répéter.

Cure de la Toux & de l'Oppression laiteuses.

On remédie à la toux & à l'oppression laiteuses, par la saignée du

____

(a) Voyez page 214, &c.

bras, réitérée selon les circonstances ; par une diéte humectante, par des tisanes adoucissantes & pectorales : (je préfere à toute autre l'infusion de bourrache, adoucie avec le miel de Narbonne ;) on les rend laxatives, en délayant, dans chaque pinte, deux onces de syrop de pommes composé : on fait prendre un verre de cette tisane, chaque demi-heure, jusqu'à ce qu'elle ait produit des évacuations délayées. On purge alors plus efficacement, pour reprendre ensuite la tisane laxative, en éloignant ses doses, ou en les rapprochant, selon les indications. On réitere les purgatifs, de tems en tems ; & l'on continue les infusions diaphorétiques & laxatives, jusqu'à ce que l'oppression ait cessé.

Il arrive souvent que cette maladie dégénere, quoiqu'elle ait été traitée méthodiquement, en une phthisie laiteuse ; il faut s'attacher alors à détourner l'humeur laiteuse de la poitrine, par des diversions vers les voies ordinaires des excrétions naturelles ; à déterger l'ulcère, & à le cicatriser. Ce traitement est étranger à notre sujet.

CHA-

CHAPITRE XIII.

Dépôts laiteux au bas-ventre.

TOUS les visceres, toutes les parties du bas-ventre sont susceptibles de dépôts laiteux : la matrice, les ligamens larges, les ovaires, la duplicature du péritoine, le mésentere, les intervalles qui sont entre les muscles *psoas* & iliaques, le sont plus que les autres. Les dépôts de cette espece n'ont lieu qu'après la fiévre de lait, & vers le quinzieme jour de la couche. Il en survient, ensuite dans tous les tems, même une année après l'accouchement, lorsque le lait se supprime trop tôt ou trop promptement. Cet accident arrive quelquefois aux nourrices, lorsqu'elles cessent leur nourriture.

Les dépôts de la matrice, qui se font par infiltration, sont d'abord sans fiévre : elle survient ensuite, si on les néglige ; & ils s'enflamment.

Tous les dépôts laiteux, qui se forment par congestion, sont inflammatoires, dès leur commencement, tant

P

ceux de la matrice & de ses ligamens, que ceux de la duplicature du péritoine.

Symptomes des Dépôts laiteux au bas-ventre.

Les symptomes de ces dépôts, & les signes qui les annoncent, sont la prompte flétrissure des mammelles, le gonflement & le météorisme de l'*abdomen*, l'altération des lochies, leur qualité visqueuse & gluante, souvent leur diminution, leur suppression.

Les dépôts laiteux du bas-ventre sont encore indiqués par une résistance ou tumeur assez dure, qu'on distingue sous la main, en comprimant l'*abdomen*. Lorsqu'ils sont en maturité, on y distingue aussi une fluctuation sourde, par le moyen de la compression en différens sens. Les autres signes sont la fièvre, des douleurs dans la région iliaque, qui répondent à la partie, ou au viscere affecté. Les malades ressentent d'ailleurs, lorsque le dépôt est à la matrice, une douleur vers le *pubis*, une pesanteur à la région hypogaſtrique, & une foibleſſe aux extrémités inférieures. Elles ſouffrent, étant couchées ſur le dos, les cuiſſes allongées, & ſont obligées de les tenir fléchies.

Indications curatives des Dépôts laiteux au bas-ventre.

Il faut d'abord mettre en uſage tous les moyens poſſibles, pour obtenir la réſolution des dépôts laiteux du bas-ventre : leur ſuppuration eſt pleine de danger. On favoriſe la réſolution, en diminuant l'érétiſine de l'*abdomen*, & en rétabliſſant l'élaſticité des fibres membraneuſes & vaſculeuſes des viſceres de ſa capacité, en diviſant les humeurs laiteuſes, qui font l'engorgement, & en les évacuant.

Moyens de guérir les Dépôts laiteux du bas-ventre.

On fait des ſaignées réitérées ſelon la violence de la maladie, & les forces des malades. Elles doivent être moins fréquentes dans le commencement des dépôts par infiltration, où il n'y a point de fiévre, que dans les autres. Les premiers, après une ou deux saignées, se dissipent ordinairement en peu de jours; & les lochies se rétablissent. On observe une diéte scrupuleuse; on fait des embrocations sur l'*abdomen* avec les huiles de camomille, de lys : on y applique des cataplâmes composés avec la pulpe des plantes émollientes, & les farines résolutives; on fait usage d'apozèmes laxatifs, & de lavemens composés d'une décoction de feuilles de séneçon, de mauve, d'épinars sauvages, de bouillon-blanc, de mouron, de guimauve, de graine de lin; on donne, pour boisson ordinaire, des infusions de plantes diaphorétiques, telles que les fleurs de sureau, le thé, les vulnéraires des Suisses, le mille-pertuis.

Comme les dépôts qui se forment par congestion sont dangereux, & qu'ils ne sont jamais sans fiévre, on fait des saignées plus fréquentes : on met les malades à l'eau de veau, de poulet, ou à une legere décoction d'avoine pour toute boisson. Il est très à propos d'y faire infuser du ca-

pillaire de Canada, ou de la fcolopendre. Si les urines ne font pas abondantes, on ajoûte dans chaque pinte
de boiffon vingt grains de cryftal minéral : les bouillons doivent être legers. Il faut avoir l'attention de tenir
fur le bas-ventre des ferviettes modérément chaudes : on y fait des fomentations émollientes ; & l'on y applique
des cataplâmes avec la mie de pain,
la décoétion de guimauve, & le fafran, ou bien, fi la fiévre n'eft pas
confidérable, avec des plantes émollientes, & les farines réfolutives : on
feconde ces fecours par des embrocations avec parties égales d'huile rofat & de camomille.

Dès le commencement du dépôt,
on a recours aux lavemens émolliens,
fouvent réitérés, & à des apozèmes
compofés avec les feuilles des deux
chicorées, de houblon & de pimprenelle : on les rend laxatifs, en délayant dans chaque prife, trois fois
par jour, une cuillerée à bouche de
fyrop de pommes compofé. On augmente cette dofe, lorfqu'il furvient
des indications qui exigent des garde-
robes plus abondantes ; & l'on purge

enfin, lorsque la diminution des symptomes le permet.

Si, malgré tous ces secours, l'abcès vient à suppuration, on est obligé, sur-tout lorsqu'il est à la matrice, de le confier aux soins de la nature. S'il est placé ailleurs où il puisse être distingué par le tact & les signes qui lui sont propres, de façon que la fluctuation du pus soit sensible, il faut l'ouvrir sans délai, & panser la plaie, selon la méthode ordinaire. Il est malheureux que ce moyen ne réussisse que très-rarement. Les malades meurent à la suite de la suppuration; ou la plaie reste fistuleuse.

FIN.

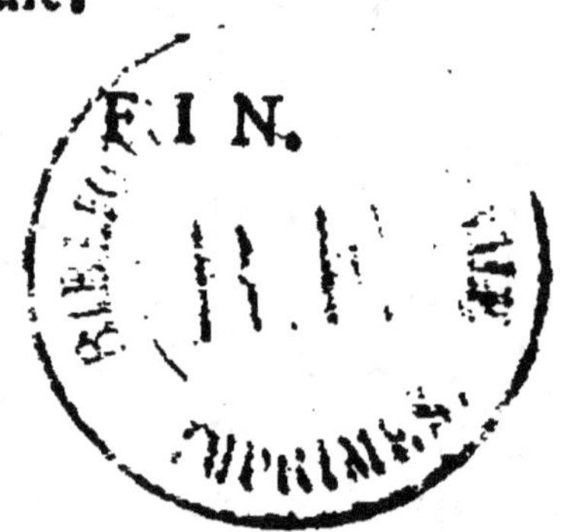

SECTION SECONDE.

CHAPITRE PREMIER.

P v

CHAPITRE VII.

CHAPITRE VIII.

CHAPITRE IX.

SECTION TROISIEME.

CHAPITRE II.

CHAPITRE III.

CHAPITRE IV.

CHAPITRE V.

DES SOMMAIRES. 355

CHAPITRE VII.

CHAPITRE IX.

CHAPITRE X.

Q

SECTION QUATRIEME.

CHAPITRE PREMIER.

CHAPITRE II.

CHAPITRE III.

CHAPITRE IX.

CHAPITRE X.

CHAPITRE XI.

CHAPITRE XII.

CHAPITRE XIII.

Fin de la Table.

Fautes à corriger.

Page 70 , ligne 5 , ou un bouillon , *lisez* ou au bouillon.

Ibid. ligne 27 , l , *lisez* la.

Ibid. ligne 28 , *ajoûtez une virgule au dernier mot.*

Page 105 , ligne 25 , *quinz* , lisez *quinze.*

Page 204, ligne 1 , elle, *lisez* elles.

Page 122 , ligne 20 , t anchées , *lisez* tranchées.

Page 186, ligne 14 ; & page 209 , ligne 6, *d'anula-campana,* lisez *d'énula-campana.*

Extrait du Catalogue des Livres qui se trouvent chez VINCENT.

Alberti *Haller* ad Ant. *de Haen* difficultates apologia, de irritabilitate, in-8°. *broch.* 12 f.

L'Amputation à lambeau, ou nouvelle Méthode d'amputer les membres, par *Verduyn*, traduction nouvelle, avec des augmentations considérables ; par *Massuet*, in 8°, *Figures.* 4 l.

L'Anatomie *d'Heister*, avec des Essais de Physique, sur l'usage des parties du corps humain ; par M. *Senac*, premier médecin du Roi, nouvelle édition, augmentée de notes sur les nouvelles découvertes, *avec Fig.* in-12. 3 vol. 7 l. 10 f.

'Aphorismes de M. *Boerhaave*, sur la connoissance & la cure des maladies, traduits en françois par M. *Delametrie*, nouvelle édition, revue & corrigée, in-12. 3 l.

Avis au peuple sur sa santé ; par M. *Tissot*, nouvelle édition augmentée, les 2 vol. en un, in-12. 3 l.

Collection de Theses médico-chirur-
gicales sur les points les plus importans de la Chirurgie théorique &
pratique, publiées par M. le Baron
de *Haller*, rédigées en françois par
M. *Macquart*, D. M. P. in-12,
5 vol. *Fig.*   12 l. 10 f.
———— Séparément les Tomes II, III,
                                  5 l.
———— Et les Tomes IV & V.   5 l.
Consultations choisies de plusieurs médecins célèbres de l'université de
Montpellier, sur les maladies aiguës & chroniques, in-12, 10 vol.
                                 25 l.
———— Séparément les Tomes I, II,
III, IV,   10 l.
———— Et les Tomes V, VI, VII, VIII.
                                 20 l.
———— Et les Tomes IX, X,   5 l.
Description abrégée des Maladies qui
règnent le plus communément dans
les Armées, avec la méthode de les
traiter; par M. le Baron de *Van-
Swieten*, premier médecin de la
reine de Hongrie, in-12, nouvelle
édition,   2 l.
Description de la vessie urinaire de
l'homme, & des parties qui en
Q vj

372

dépendent ; par *Parfons*, in-12,
avec Fig. 2 l.

Defmographie, ou Defcription des ligamens du corps humain ; par
M. *Tarin*, in-8°, *Fig.* 3 l.

De venenatis Galliæ Animalibus :
Francifci Boiffier de Sauvage, in-4°,
broch. 1 l.

Dictionnaire des Pronoftics, ou l'Art
de prévoir les bons ou mauvais évé-
nemens dans les maladies ; par
M. *D. T.* docteur en médecine,
in-12, 1770. 2 l. 10 f.

Dictionnaire du Diagnoftic, in-12. 3 l.

Dictionnaire portatif d'Anatomie &
de Phyfiologie, in-8°, 2 vol. petit
format. 10 l.

Dictionnaire de Chirurgie, ou Tome
III du Dictionnaire de Santé, 1 vol.
in-8°, petit format, *avec Fig.* 1771,
5 l.

Dictionnaire portatif de Santé, dans
lequel tout le monde peut prendre
une connoiffance fuffifante de toutes les maladies : des différens fignes
qui les caractérifent chacune en particulier : des moyens les plus fûrs
pour s'en préferver, & des remèdes les plus efficaces pour fe guérir,

& enfin de toutes les inſtructions néceſſaires pour être ſoi-même ſon propre médecin ; par M. *L ****, ancien médecin des Armées du Roi, par M. *D. B ****, médecin des Hôpitaux, in-8°, 2 vol. troiſieme édition. 9 l.

Diſſertatio medica de Viribus vitalibus, in 4°, *broch.* 1 l. 4 ſ.

Diſſertatio phyſico-medica de Aëris naturâ & influxu in generationem Morborum, cui acceſſit Corollarium de Aëre, Aquis & Locis Foro-Julienſibus, in-4°, *broch.* 1 l. 4 ſ.

Diſſertation anatomique ſur une Maladie de la Peau, d'une eſpece fort rare & fort ſinguliere ; traduite de l'italien de *Curzio*, par M. *V.* in-12, *broch.* 1 l. 4 ſ.

Diſſertation ſur les Vapeurs, Pertes de ſang, Pertes blanches, Groſſeſſes & Couches, &c ; par M. *Maria*, in-12. 2 l.

Elémens de Chymie ; par M. *Boerhaave*, in-12, 6 vol. *avec Fig.* 15 l.

Eſſai ſuivi d'obſervations ſur la Phthiſie, la Fiévre lente, les Ulceres à la veſſie, in 12. *broch.* 6 ſ.

Eſſai ſur la maniere de perfectionner

l'efpece humaine ; par M. *Vander-*
monde, D. M. P. in-12, 2 vol. 5 l.
Effai fur les Alimens, pour fervir de
Commentaire aux Livres diététi-
ques d'*Hippocrate*; par M. *Lorry*,
D. M. P. in-12, 2 vol.   5 l.
Effai fur les maladies de Dunkerque ;
par M. *Tully*, médecin, in-12.
                                2 l.
Effai fur les Vertus de l'Eau de Chaux,
pour la guérifon de la Pierre, de
M. *Whytt*; & la méthode de dif-
foudre la Pierre par la voie des injections, de M. *Butler*, traduits par
M. *Roux*, D. M. P. nouv. édit,
in-12.   2 l. 10 f.
Effais anatomiques, contenant l'hiftoire exacte de toutes les parties qui
compofent le corps de l'homme,
avec la maniere de les découvrir
& les démontrer, ornés de figures ;
par M. *Lieutaud*, nouvelle édition,
in-8°.   7 l.
Expofition anatomique de toutes les
. parties du Corps humain, par M.
Winflow, nouvelle édition faite fur
un exemplaire corrigé & augmenté
par l'Auteur, à laquelle on a joint
de nouvelles figures & tables qui

en facilitent l'ufage ; & la Vie de
l'Auteur, in-12, 4 vol.   12 l.
Familles des Plantes, par M. *Adan-*
fon de l'Académie Royale des
Sciences, in-8°, 2 vol.   12 l.
Formation du Cœur dans le Poulet,
par M. *de Haller*, in-12, 2 vol. 5 l.
Hiftoire des Drogues, tant fimples
que compofées ; par M. *Pomet*,
in-4°, 2 vol. *Fig.*   18 l.
Hiftoire des Plantes, in-12, 2 vol. 5 l.
Hiftoire des Poiffons, in-4°, 1770. 8 l.
Hiftoria anatomico-medica, fiftens nu-
merofiffima cadaverum extifpicia,
quibus in apricum venit genuina
morborum fedes ; horumque obviæ
fiunt caufæ, vel referantur effeętus ;
auętore *Lieutaud*, cum obfervatio-
nibus *Portal*, in-4°, 2 vol. 20 l.
Hiftoria Morborum Uraftilavienfium ;
auętore *Haller*, in-4°.   8 l.
de l'Homme & de la Reproduętion
des différens individus, pour fervir
d'introduętion à l'Hiftoire naturelle
de M. *de Buffon*, in-12, 1 l. 10 f.
les Inftitutions de Médecine de M.
Boerhaave, in-12, 2 vol.   5 l.
Inftitutions de Médecine de M. *Boer-*
haave, avec un Commentaire ; par

M. *Delamétrie*, médecin, seconde
édition, in-12, 8 vol.   20 l.
——Les Tomes IV, V, VI, VII
& VIII, séparément, à 50 sols le
volume.

Inftituts de Chymie de M. *Spielmann*,
traduits par M. *Cadet*, & revus par
M. *Devilliers*, in-12, 2 vol. 1770, 6 l.

Inftructions fuccintes fur les Accouchemens, faites par ordre du Miniftere ; par M. *Raulin*, médecin
du Roi, in-12, petit format, 1770,
Fig.   2 l.

Introduction au Dictionnaire de Santé,
in-8°, *fous preffe.*

Journal de Médecine, Chirurgie,
Pharmacie, &c. in-8°. *Il en paroît
un Cahier, chaque mois, qui fe
vend feize fols. On foufcrit pour les
douze Cahiers, par an, 9 liv. 12 fols.
Le port de la Pofte eft de 4 fols par
Cahier, dans toutes les villes du
Royaume, que l'on paye d'avance.*

Lettre de M. *Buttini* fur la caufe de la
non-pulfarion des Veines, in-8°,
broch.   12 f.

Lettres fur la minéralogie & la métal-
lurgie, in-8°.   2 l. 10 f.

Lettres fur plufieurs maladies des yeux,

causées par le rouge & le blanc ;
par M. *Deshayes-Gendron*, D. M.
P. in-12. *broch.*   6 f.
Maladies des yeux, par M. *Boer-*
haave ; à quoi l'on a joint son In-
troduction à la pratique Clinique,
& ses Leçons sur la Pierre, in-12,
Fig.   2 l. 10 f.
* Manuel des Dames de Charité, ou
Formules de médicamens faciles à
préparer, cinquieme édition, aug-
mentée, in-12.   3 l.
Materies medica Regni animalis &
mineralis, *Caroli Linnæi*, in-8°,
Fig.   15 l.
Le Médecin des Dames ; par M. ***,
in-12, *sous presse.*
Le Médecin des jeunes-gens, in-12,
sous presse.
Mémoire sur le Laminage du Plomb,
in-12, *broch.*   12 f.
Mémoires & observations de Chirurgie ; par M. *Trécourt*, in-12. 2 l.
Mémoires sur la formation des Os ;
par M. *de Haller*, in-12.   2 l.
Mémoires sur la nature sensible & ir-
ritable des parties du corps animal ;
par M. *de Haller*, in-12, 4 vol.
                                    10 l.

Mémoires fur le mouvement du fang ; par M. *de Haller*, in-8°. 3 l.

Mémoires fur les Eaux minérales d'Ax; par M. *Sicre*, chirurgien, in-8°, *broch.* 12 f.

Méthode de tailler au petit appareil, traduite du latin d'*Heifter*, in-8°, 2 l. 10 f.

Méthode de traiter les plaies d'armes à feu ; par M. *Ramby*, premier Chirurgien du roi d'Angleterte, in-12. 2 l.

Mé hode générale d'analyfes, ou Recherches phyfiques fur les moyens de connoître les Eaux minérales ; traduite de l'anglois par M. *Cofte*, Médecin, in-12. 2 l. 10 f.

Minéralogie ou Nouvelle Expofition du Règne minéral, avec un Dictionnaire nomenclateur, & des Tables fynoptiques ; par M. *Valmont de Bomare*, in-8°, 2 vol. 10 l.

Nouvelles Obfervations fur le Pouls intermittent, de M. *Cox*, médecin de Londres. pour fervir de fuite aux *Recherches fur le Pouls*, par rapport aux *Crifes* ; par M. *de Bordeu*, D. M. P. in-12, nouv. édit. 2 l. 10 f.

Observations chirurgicales sur les maladies de l'urèthre, traitées suivant une nouvelle méthode; par M. *Daran*, chirurgien du Roi, cinquieme édition, in-12.   2 l. 10 f.

Observations de Chirurgie pratique; par *Chabert*, in-12.   2 l. 10 f.

Observations météorologiques de Dunkerque, in-8°, *broch.* 1 l. 4 f.

l'Opticien, ou Lettre sur les vues courtes & louches, in-12, *broch.*   6 f.

Opuscula minora; auctore *Haller*, in-4°, *Fig.* deux vol. en un. 15 l.

Opuscula Pathologica; auctore *Haller*, in-8°, *Fig.*   3 l.

Opuscules chymiques de M. *Margraf*, publiés & corrigés par lui-même, in-12, 2 vol.   5 l.

Parallele de la Taille latérale de M. *Lecat*, avec celle du Lithotome caché, in-8°, *Fig.*   6 l.

Pathologie de M. *Gaubius*, trad. par M. *Sue* le Jeune, in-12, 1770. 3 l.

Pharmacopée galénique & chymique de *Charras*, nouvelle édition, augmentée par M. *Lemonier*, D. M. P. in-4°.   12 l.

Physiologia corporis humani; auct.

Haller, in-4°, 5 vol. 60 l.

Précis de Chirurgie pratique, contenant l'histoire des Maladies chirurgicales, & la maniere la plus en usage de les traiter, & que suivent aujourd'hui les plus grands Chirurgiens; avec des Observations & Remarques critiques sur différens points; par M. *Portal*, in-8°, 2 vol. *Fig.* 10 l.

Précis de la Médecine pratique, contenant l'histoire des maladies, avec des observations sur les points les plus intéressans; par M. *Lieutaud*, médecin des Enfans de France, troisieme édition augmentée, in-8°, 2 vol. 10 l.

Précis de la Matiere médicale, contenant les Médicamens éprouvés, tant officinaux que magistraux, &c; par le même, in-8°, 2 vol. 1770. 11 l.

Recherches sur le pouls, par rapport aux crises; par M. *de Bordeu*, D. M. P. in-12, 2 vol. nouvelle édition augmentée. 5 l.

Recherches sur les différens mouvemens de la matiere électrique, dédiées à M. l'Abbé *Nollet*; par

M. *Dutour*, de l'Académie Royale des Sciences, in-12, *Fig.*   3 l.

Recueil de Piéces concernant l'Inoculation de la petite Vérole, & propres à en prouver la sécurité & l'utilité, in-12.   2 l. 10 f.

Recueil des Remèdes faciles & domestiques ; par Madame *Fouquet*, in-12, 2 vol. derniere édition. 5 l.

Recueil sur l'Electricité médicale, dans lequel on a rassemblé les piéces publiées sur les moyens de guérir en électrifant les malades, seconde édition, in-12, 2 vol.   5 l.

Réflexions sur les Affections vaporeuses, ou Examen du Traité des Vapeurs des deux Sexes ; par M. *P.* in-12.   2 l.

Tableau des Maladies, par *Lommius*, ou Description exacte de toutes les Maladies qui attaquent le Corps humain, avec leurs signes diagnostics & pronostics ; ouvrage servant d'Introduction au Manuel des Dames de charité, traduction nouv. par M. l'Abbé *le Mascrier*, nouvelle édition, in-12.   2 l. 10 f.

Théorie nouvelle du Flux menstruel, & Curation des Maladies de la

Tête ; de M. *Robert Emett*, médecin, in-12. 2 l.

La Théorie chymique de la terre, suivant les principes de M. *Boerhaave*, auquel on a joint le Traité du vertige, avec une Lettre à M. *Aftruc*, fur les Maladies vénériennes; par M. *Delamétrie*, médecin, in-12. 2 l. 10 f.

Traduction des Ouvrages de *Celfe* fur la Médecine & la Chirurgie; par M. *Ninnin*, médecin, in-12, 2 vol. 5 l.

Traité complet de la Gonorrhée virulente des hommes & des femmes, & la maniere de la traiter, &c; fuivi d'un Mémoire fur un Inftrument pour tirer l'urine de la veffie; par M. *Daran*, Chirurgien du Roi, in-12, *avec Fig.* 2 l. 10 f.

Traité de la matiere médicale, pour fervir à la compofition des remèdes indiqués dans les Aphorifmes de M. *Boerhaave*, auquel on a joint les opérations chymiques du même Aûteur; traduit par M. *Delamétrie*, in-12. 2 l. 10 f.

Traité de la petite Vérole, avec la maniere de la guérir, fuivant les principes de M. *Boerhaave;* par M. *Delamétrie,* in-12. 2 l. 10 f.

Traité de la Structure du Cœur, de son Action, & de ses Maladies; par M. *Senac,* premier médecin du Roi, in-4°, 2 vol. *Fig.* 21 l.

Traité de l'Opération de la Taille; par M. *Collot,* in-12. 2 l. 10 f.

Traité d'Ostéologie, dans lequel, après la description exacte des Os, & l'explication de leurs mouvemens, on indique les insertions des Muscles, l'attache des Ligamens & des Cartilages, le cours des Vaisseaux & des Nerfs; par M. *Bertin,* D. M. P. in-12, 4 vol. 10 l.

Traité des Fiévres malignes, pestilentielles, & autres, avec des Consultations sur plusieurs sortes de Maladies; par M. *Chirac,* D. M. M. in-12, 2 vol. 5 l.

Traité des Maladies vénériennes, traduit du latin de M. *Boerhaave,* in-12. 2 l. 10 f.

Traité des Parties qui servent de passage à l'urine, & des Maladies qui affectent les Parties, sur-tout de la Pierre dans les Reins & dans la Vessie; par M. *Rutty,* méde-

384

cin, in-12, *Fig.* 2 l. 10 f.

Traité des Sels ; par *Stahl*, dans lequel on démontre qu'ils font compofés d'une terre fubtile, intimement
combinée avec de l'eau, in-12,
1770. 3 l.

nouveau Traité du Pouls ; par M. *Me-*
nuret, pour fervir de fuite à celui
de M. *de Bordeu*, & à celui de
M. *Cox*, in-12. 2 l. 10 f.

les Vapeurs & Maladies nerveufes,
hypochondriaques ou hyftériques,
reconnues & traités dans les deux
fexes ; traduites de l'anglois de
M. *Whytt* : on y a joint l'Expofition anatomique des nerfs, par
M. *Monro*, & l'Extrait des princi-
paux ouvrages fur cette matiere,
in-12, 2 vol. avec *Fig.* 6 l.